AF325610

L'ART DE VIVRE

DANS UNE

SANTÉ PARFAITE,

JUSQUES A L'AGE

LE PLUS AVANCÉ.

DE LA SOBRIÉTÉ

ET

DE SES AVANTAGES,

OU

Le vrai moyen de se conserver dans UNE SANTÉ PARFAITE *jusqu'à l'âge le plus avancé.*

TRADUCTION NOUVELLE des Traités de LESSIUS & de CORNARO sur la vie sobre.

Abstinentia adjicit vitam.

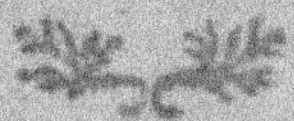

A SALERNE,

Et se trouve A PARIS,

Chez CAILLEAU, Imprimeur-Libraire, rue Saint-Severin.

M. DCC. LXXXII.

PRÉFACE.

Si les goûts dépendent de la disposition des esprits, & si les esprits ne
sont pas moins différens les uns des
autres que les visages, il n'est donc pas
surprenant qu'il se trouve parmi les
hommes une si grande diversité de
sentimens, & qu'une partie du monde
condamne ce que l'autre approuve.
Mais ce qu'il n'est pas si aisé de comprendre, c'est que les hommes s'ac-
cordent tous si peu sur ce qui regarde
leurs plus véritables intérêts.

Il est constant qu'après le salut, à
quoi rien de ce qui passe n'est compa-
rable, l'un des plus grands biens de
cette vie, c'est la santé, si on la rapporte à la fin à quoi tout doit être rapporté. Nous sommes tous créés pour
Dieu; il doit être le centre où se ter-
minent toutes nos pensées, tous nos
desirs, toutes nos actions; & ces actions supposent la vie. Mais si cette
vie elle-même n'est que languissante,
toutes nos actions qui en dépendent,
ne seront que langueur, & nous ne

pourrons servir Dieu que d'une manière bien imparfaite ; sans compter que c'est toujours un assez grand mal de ne pas ménager la santé , qui nonobstant le mauvais usage que l'on en peut faire , ne laisse pas d'être un bien en elle-même. Dût-on cependant l'avoir perdu , & même par sa propre faute , le mal n'est pas irréparable. La vie sobre est sans doute la plus sûre voie pour la réparer. Il ne s'agit plus que de faire voir en quoi précisément elle consiste.

On ne peut disconvenir que ce ne soit principalement dans l'usage modéré d'une nourriture convenable , & prise dans les tems qui conviennent.

On n'entreprendra point dans cette Préface de traiter cette matière d'avance ; on pourra s'en instruire plus à fond par la lecture de l'Ouvrage de *Lessius* , & de celui de *Cornaro* , dont voici l'origine.

Cornaro étoit issu d'une des premières Maisons de Venise. Dès l'âge de trente-cinq ans , il fut condamné des Médecins sur son mauvais tempérament, & sur tout ce qu'une vie des plus intempérantes avoit pu y ajouter. Le parti qu'il crut devoir suivre alors, fut précisément le contraire de celui qu'il avoit suivi jusques-là; & il ne fut pas long-tems à s'appercevoir par sa propre expérience, que c'étoit le meilleur. Aussi le suivit-il depuis ce moment là jusqu'à la fin de sa vie, & il vécut plus de cent ans.

Il crut même que ce seroit rendre au Public un service essentiel, que d'écrire ce régime, & les avantages qu'il y avoit trouvé; & il l'écrivit en Italien, qui étoit sa langue naturelle. Ce n'est pas qu'il ait prétendu faire de ce régime particulier, une règle générale, comme il le dit lui-même; mais il ne laisse pas d'être propre à tout le monde, sinon selon la lettre, du moins selon l'esprit, qui consiste, comme on l'a déja dit, à ne prendre de nourriture que ce qui convient, & dans les tems convenables.

Cet écrit tomba quelque tems après entre les mains de *Lessius*, dont le nom est connu. Et comme il se trou-

voit à peu près dans la même difpofition que *Cornaro*, il voulut effayer le
même régime. Il s'en trouva fi bien,
qu'il le continua le refte de fes jours;
& il les prolongea même par ce
moyen jufqu'à l'âge le plus avancé.
Enfuite il traduifit cet écrit en Latin,
pour le rendre intelligible dans toutes
fortes de pays. Il fit même un autre
Traité fur le même fujet, comme pour
fervir de Préface à celui de *Cornaro*.

Il y a près de quatre-vingt ans,
qu'ils furent traduits en notre Langue;
& l'on peut dire à la louange du Tra-
ducteur, que pour un tems auffi re-
culé, on ne pouvoit guères mieux
écrire. A la réferve de quelques termes qui ne font plus d'ufage, cette
Traduction, toute ancienne qu'elle
eft, pourroit encore paffer.

L'Auteur de celle-ci n'a fçu qu'a-
près l'avoir achevée, qu'il y en eût
une ancienne; mais la fincérité ne lui
permet point de ne pas avouer, que
quand même il l'auroit fçu, avant de
l'entreprendre, cela n'eût pas empêché qu'il ne l'eût entreprife. Cette

ancienne Traduction ne se trouvoit presque plus. Cet Ouvrage méritoit d'ailleurs une nouvelle forme, qui en réveillât le goût. Et plusieurs personnes souhaitoient cette forme nouvelle.

Quoiqu'il y ait plus de quarante-neuf ans que cette Traduction soit achevée, quelques raisons particulières en ont retardé l'impression jusqu'ici. Quelques mois avant qu'on l'imprimât, il en a paru une, non de *Lessius*, mais seulement de *Cornaro*, que bien des gens ont attribuée à l'Auteur de celle-ci, sur ce qu'ils l'attendoient depuis si long-tems.

Il est bon de prévenir ceux qui prendront la peine de lire ces traités, sur ce que les principes n'en sont pas conformes à d'autres que l'on ne peut nommer nouveaux, que parce qu'ils sont nouvellement découverts. On a tâché de remédier par quelques notes à cet inconvénient, qui n'empêche pas que d'ailleurs on ne puisse regarder cet Ouvrage comme un des plus utiles à l'humanité.

Il ne s'agit plus que de prévenir une

objection en un sens toute des mieux
fondées. C'est que tout bien considéré,
une des fins principales de ces Traités
est de vivre long-tems, aussi bien que
sainement. Et comme la perfection du
Chrétien est de gémir incessamment
de la longueur de son exil, & de
soupirer sans cesse après un plus heureux séjour, le desir d'une longue vie
ne paroît guères s'accorder avec une
disposition si pure & si parfaite.

Il faut convenir en effet, qu'il seroit
bien indigne d'un véritable Chrétien
de ne vivre sobrement, que pour vivre
long - tems. Si la longue vie est une
suite & presque nécessaire de la sobriété, la vie sobre doit avoir une fin
plus digne d'elle. On doit vivre sobrement, non pour ne vivre que long-
tems, mais pour vivre à jamais, &
d'une vie égale à celle de Dieu même.

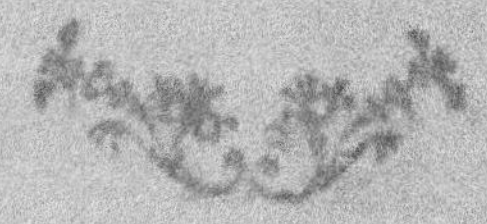

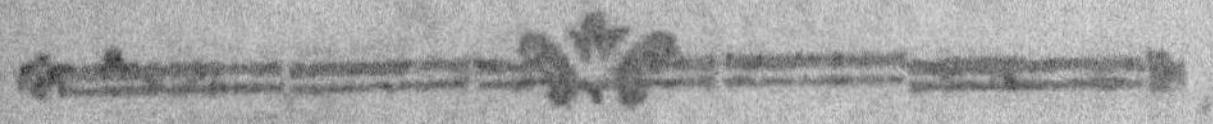

TABLE
DES CHAPITRES

Contenus dans ce Volume.

Fin de la Table.

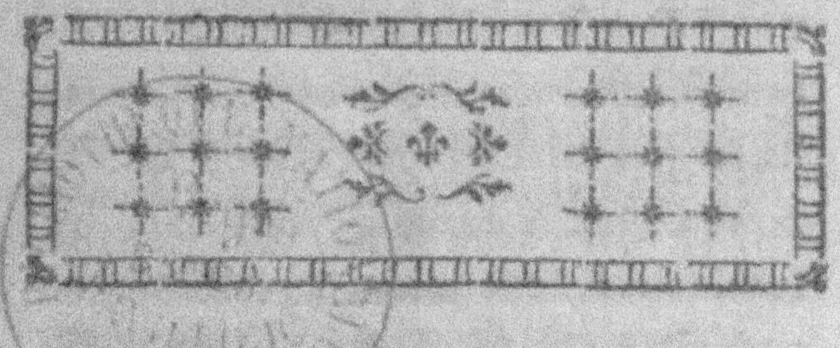

DE LA
SOBRIÉTÉ
ET
DE SES AVANTAGES.

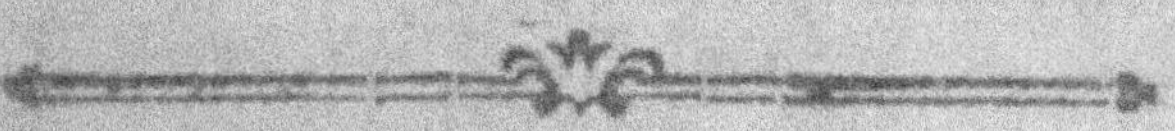

CHAPITRE I.

Ce qui a donné occasion à cet ouvrage, & quel en est le motif.

ON a fait jusqu'ici de sçavans & d'amples écrits des moyens de se conserver dans une santé parfaite : mais ils

A

font remplis de tant d'ordonnances ;
ils exigent tant de précautions sur le
boire & sur le manger, sur l'air, le
sommeil, les exercices, les saisons ; ils
prescrivent tant de sortes de remèdes,
que pour observer toutes ces choses,
il ne faut pas moins que des soins continuels. Une telle sujétion est sans doute
un véritable esclavage. D'ailleurs, on
ne va presque jamais à la cause primitive des maux ; comment ces remèdes
pourroient-ils avoir quelque effet ? Les
hommes veulent manger à leur fantaisie de tout ce qui est le plus de leur
goût, sans nul autre guide que leur
appétit, sans nulle autre règle que
leur sensualité. Dussent-ils donc suivre
ces ordonnances & ces observations,
elles ne leur seroient d'aucun usage.
La plûpart des hommes abandonnent
tout & même leur santé à ce qu'ils

nomment le hasard (1). Ils se fon-
dent sur ce proverbe trivial : *Qui vit
médecinalement , vit misérablement.* Ils
regardent comme une misère de ne
pouvoir manger avec excès de tout
ce que les autres mangent ; de n'oser
jamais suivre leur appétit entièrement.
Ils mangent donc des deux & trois
fois le jour de toutes sortes de choses,
& souvent même au de-là de leur
appétit. Après de tels repas ils s'appliquent quelques heures à des occupations , où l'esprit a plus de part
que le corps (2) ; & ils ne s'avi-

---

(1) Ce prétendu hasard n'est qu'une
disposition d'événemens réglés de toute
éternité par la Providence , & qui n'arrivent
que dans les tems marqués.

(2) Rien n'est plus capable d'empêcher
la digestion des alimens , que le travail de
l'esprit.

sent jamais de se purger en de certains
tems , à moins que quelque incommodité pressante ne les y oblige. Ils
se croyent dans la meilleure disposition du monde , tant qu'ils ne sentent aucun mal. Ils ne laissent pas
de se remplir peu-à-peu d'humeurs
& de crudités dangereuses   s'ac-
croissent avec le tems , se corrompent
& en deviennent plus malignes. A
la plus légère occasion de chaleur ,
ou de froid , ou de vent , ou de
promenade , ou de quelque autre
exercice , ou de quelque sorte d'excès , ou d'incommodité que ce puisse
être , ces crudités & ces humeurs
s'enflamment & causent des maladies
mortelles.

J'ai vu mourir ainsi plusieurs hommes célèbres à la fleur de leur âge , &
qui auroient pu vivre long-tems , très-

utiles au Public par leur érudition, ou
par des actions auffi glorieufes pour
eux-mêmes, qu'avantageufes aux autres, & mériter pour le Ciel une bien
plus glorieufe couronne, s'ils euffent
eu plus de foin de ménager leur santé.
Combien y en a-t-il, & dans le Cloître,
& dans le monde, qui fouvent ne font
incapables, par leur mauvaife santé,
de s'appliquer à l'étude, & aux autres
fonctions de l'efprit, comme ils le fou-
haiteroient eux-mêmes, & comme le
demanderoit l'état où ils font appellés,
que faute de fçavoir l'utilité d'un bon
régime.

C'eft ce que j'ai remarqué depuis
plufieurs années en divers lieux ;
ce qui m'a fait penfer que ce feroit rendre au Public un fervice important que de propofer aux hommes
le moyen de fe conferver toujours

dans une santé parfaite. J'en ai fait
l'expérience moi-même. De sçavans
Médecins ne jugeoient pas que je
pusse encore vivre plus de deux ans.
Je me prescrivis un régime qui me
guérit de plusieurs maux, & qui me
rendit la santé. Je me suis encore
rendu par ce moyen capable de choses qui n'ont pas de rapport aux sens.
Plusieurs personnes, à qui je com-
muniquai mes principes & qui les
ont suivis, se sont conservés très-long-
tems par le même régime dans une
entière vigeur d'esprit & de corps.
On en a vu beaucoup d'exemples
dans des Saints & des Philosophes
des siècles passés. Ce régime de vie
consiste principalement dans une certaine mesure de boire & de manger
qui, loin de surcharger, d'affoiblir
& d'altérer notre tempérament, y

soit si propre & si proportionnée,
qu'elle ne fasse au contraire qu'en
réparer les forces & les augmenter.

Dans le tems que je pensois à faire
ce Traité, il me tomba entre les mains
un écrit sur la *Vie sobre*, composé
en Italien par un homme de qualité
de Venise, nommé *Louis Cornaro*.
C'étoit un homme d'une grande ré-
putation, qui avoit beaucoup de bien
& encore plus d'esprit, & qui étoit
marié. Il rapporte avec tout l'agrément possible le régime qu'il s'étoit
prescrit ; il en fait voir les avantages,
& les prouve très-clairement par une
longue expérience. Cet écrit me fit
tant de plaisir, que je le traduisis
en Latin, pour le rendre intelligible
dans toutes sortes de pays; & pour
y servir de préface, je crus y devoir
mettre à la tête ce petit Traité.

A iv

Quoi que je fasse profession de Théologie, & non de Médecine, ce Traité ne doit point paroître étranger à mon ministère D'ailleurs j'avois autrefois quelque teinture de la théorie de la Médecine, & cet Art n'est point éloigné de l'emploi d'un Théologien. Il ne s'agit pas ici de moins que de la Tempérance, cette vertu si belle ; que de faire voir en quoi elle consiste ; quel en est le juste milieu ; quelle est la mesure précise de son objt ; comment on peut la trouver ; quels sont enfin les avantages de cette vertu. Toutes ces vues ne sont donc point tellement du ressort de la Médecine, qu'elles n'appartiennent encore en quelque manière à la Théologie & à la Philosophie morale. La fin que j'y ai principalement en vue est tres-digne d'un Théologien.

C'eſt de donner lieu à quantité de
perſonnes de piété, ſoit dans le Cloi-
tre, ſoit dans le Monde, de ſervir
long-tems le Seigneur avec plus de
facilité, de joie, de ferveur, & même
de plaiſir, mais d'un genre tout ſpiri-
tuel; & de mériter par-là pour toute
l'Eternité une bien plus grande gloire.
Il eſt incroyable avec combien de
liberté & de conſolation intérieure
ceux qui mènent une vie ſobre ſont
appliqués à la prière, à la célébration
du ſaint Sacrifice de nos Autels, à
la lecture & à la méditation de l'Ecriture ſainte, quelque peu éclairés qu'ils
puiſſent être d'ailleurs ſur ces ſortes
de choſes Tel eſt mon principal motif
dans ce Traité, & ce que j'y recherche le plus. De quelle conſé-
quence encore ne peut il point être
à d'autres pour le progrès de leurs

A v

études , & pour le succès de leurs autres affaires , à quoi l'esprit & le génie ont le plus de part. Nous essayerons , dans la suite de cet écrit , de mettre en un plus grand jour toutes ces choses & leurs avantages. De quelque manière donc que l'on considère ce Traité , on n'y trouvera rien qui ne convienne avec l'emploi d'un Théologien. Telles sont encore une fois les vues que je me suis proposées dans ce petit ouvrage.

CHAPITRE II.

De la vie sobre , & de la mesure convenable du boire & du manger.

POUR entrer en matière , nous dirons ce que l'on entend ici par *Vie sobre* ; comment on peut déterminer la juste mesure de son objet ; quels sont les fruits qu'on peut en recueillir.

Nous entendons ici par *Vie sobre*, un usage modéré du boire & du manger, selon le tempérament du corps, & sa disposition actuelle, par rapport même aux fonctions de l'esprit. Nous nommons encore *Vie sobre*, *une vie d'ordre, de règle & de tempérance* ; & nous ne prétendons, par ces différens termes, faire entendre que la même chose.

Mais il ne faut pas laisser d'éviter avec soin toute autre sorte d'excès, comme de chaleur, de froid, de travail, &c. qui altèrent la santé, & qui font un obstacle aux fonctions spirituelles.

Cette mesure doit être différente selon la différence de l'âge, de la complexion, de l'humeur qui domi-

ne, & selon que l'on est d'une bonne
ou d'une mauvaise santé. Comme les
estomacs n'ont pas tous la même capacité, on doit y proportionner les
alimens. Cette proportion consiste
dans une telle mesure, qu'elle suffise
pour nourrir le corps, & que la digestion ne se fasse pas moins parfaitement
dans les occupations du corps ou de
l'esprit a quoi chacun peut être des-
tiné.

Je dis dans les occupations de l'esprit & du corps ; les unes demandent
bien moins de nourriture que les autres. Les premières sont un obstacle
à la prompte digestion ; dans le tems
qu'elles détournent les puissances de
l'âme, elles suspendent en quelque manière les puissances inferieures. Nous
l'éprouvons toutes les fois qu'une
forte attention à l'étude ou à la prière

nous empêche d'entendre l'horloge, ou de voir ce qui est devant nos yeux. Souvent donc il faut la moitié moins de nourriture dans les exercices de l'esprit, que dans ceux du corps ; de quelqu'âge & de quelque tempérament que l'on puisse être.

Toute la difficulté consiste à trouver cette mesure précise. C'est aussi ce que marque *Saint-Augustin* dans son livre contre *Julien*, *Chap* 4. « Quand, » dit-il, nous venons à goûter cette » espèce de plaisir, nécessairement » attaché à l'usage des viandes qui » servent à réparer les forces de notre » corps & à le nourrir, qui pourroit » exprimer comment ce plaisir que » nous y trouvons, principalement » lorsqu'on nous sert des mets capa-» bles de l'exciter, ne nous permet » pas de sentir jusqu'où va le simple

» besoin, & nous en cache tellement
» les salutaires bornes, qu'il ne man-
» que presque jamais de nous les faire
» passer. Quoique la nature ait alors
» ce qui lui suffit, nous nous ima-
» ginons que ce qu'elle a ne lui suffit
» pas ; & nous croyons faire pour la
» santé ce que la sensualité seule nous
» fait faire. Le plaisir que nous goû-
» tons nécessairement, nous fait igno-
» rer où finit le simple nécessaire ».
Nous parlerons donc dans le second
article, & de cette mesure, & des
moyens de la trouver.

Mais au moins, diront quelques-
uns, il n'est pas besoin que ceux qui
sont dans des Monastères prennent
soin de se prescrire là-dessus aucune
mesure ; leurs Supérieurs l'ont fait
avec prudence & avec discrétion ; ils
ont déterminé, selon la différence des

tems, une certaine quantité de viande, d'œufs, de poisson, de légumes, de ris, de beure, de fromage, de fruits, de bière, de cidre ou de vin. Nous pouvons donc, diront-ils, prendre de toutes ces choses en assurance, & sans craindre d'y passer les bornes d'une juste mesure. Ces sortes de personnes ne croyent pas que les catharres, les rhumes, les maux de tête & d'estomac, les fièvres & les autres maladies dont ils sont souvent tourmentés, viennent d'excès dans le boire ou dans le manger. Ils les attribuent aux vents, à la malignité de l'air, à des veilles, à des excès de travail, ou à de semblables causes étrangères. Il est évident qu'ils se trompent ; la même quantité de nourriture ne sçauroit être également proportionnée à tant de tempéramens si différens. Ce qui peut n'être précisément que ce qu'il faut à telle personne jeune & robuste, peut être deux ou trois fois plus qu'il ne faudroit à telle autre qui a plus d'âge & moins de force. C'est ce qu'après *Ariſtote*, enseigne ſi bien *Saint-Thomas*, & qui est assez clair de soi-même. Si les Supérieurs de Monaſtères ont cru devoir ordonner une telle quantité de nourriture, c'étoit ſeulement afin qu'elle pût convenir même aux plus robuſtes; mais que les autres n'en priſſent que ce qu'il leur en faudroit; & que par rapport à ce qu'ils laiſſeroient, ils puſſent avoir le mérite de la tempérance. Il n'est pas difficile d'en ſuivre les règles tant que l'on n'a point d'occaſion de ne les pas ſuivre; mais d'être tempérant, quand on pourroit ne le pas être, & de réprimer l'intempérance dans l'uſage de ces choſes les plus capables de l'irriter , c'est ce qui n'est pas si facile , principalement aux jeunes gens , & à ceux qui n'ont point encore fait d'effort pour vaincre cette passion. Aussi est-ce quelque chose de bien agréable à Dieu que de la surmonter. C'est même pour augmenter le mérite de la tempérance , que l'on donne dans quelques Monastères plus de nourriture & plus diversifiée , que ne le permettroient les bornes de cette même tempérance (1). Nous en avons un exemple illustre dans la vie de *Saint-Pacôme* , écrite depuis plus de 200 ans avec beaucoup de fidélité , & marquée , selon Surius , le

____

(1) Il faut cependant convenir que le plus sûr seroit sans doute de ne se faire servir précisément que ce que permettent les bornes d'une tempérance exacte. On n'en auroit pas moins de mérite.

quatorzième Mai. On y rapporte que
dans ſes Monaſtères, principalement
dans ceux où il y avoit des jeunes
gens, il vouloit qu'on leur ſervît non-
ſeulement du pain avec du ſel, mais
encore quelqu'autre choſe ; en ſorte
que, ſi la plûpart de ces Saints So-
litaires s'en abſtenoient, & qu'ils ſe
contentaſſent de pain & de ſel, ou
de quelque fruit crud, il ne tint qu'à
eux de manger quelque choſe de plus,
ou de s'en abſtenir ; & qu'en cas qu'ils
s'en abſtinſſent par mortification, &
dans la ſeule vue de Dieu, ils n'en
euſſent que plus de mérite. Il eſt plus
difficile de s'abſtenir d'un mets que
l'on a devant les yeux, dont on
peut uſer, & qui par ſa préſence
excite l'appétit, que s'il n'étoit pas
préſent. Voyez à ce ſujet *Jacques du
Pas*, ſur la mortification des ſens.

C'est une foible objection de dire que l'on donne ces choses pour récréer en quelque manière la nature. Cette récréation ne consiste pas à passer considérablement les bornes ordinaires de la tempérance, mais à réjouir le goût par l'agrément & la variété de ces viandes, que l'on ne donne que rarement, & toujours selon la mesure de la Sobriété, en sorte que l'appétit ne soit pas entièrement rassasié (1). Dans

____

(1) On peut ajouter à cela ce que dit Saint-Augustin ; que Dieu n'a attaché quelque sorte de plaisir à l'usage de certaines fonctions purement animales, que pour lever en nous la répugnance naturelle que nous n'aurions pas manqué d'y avoir sans cet adoucissement ; mais que s'il y a des choses que l'on ne puisse faire sans plaisir, on ne doit au moins rien faire dans la vue de ce plaisir.

quelques occasions que ce puisse être,
pour peu que l'on passe les bornes
d'une exacte tempérance, c'est toujours un mal ; & c'est les passer que
de manger plus que l'estomac ne peut
digérer si parfaitement qu'il ne reste
aucune crudité.

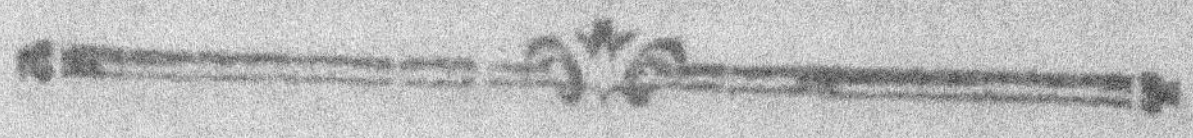

CHAPITRE III.

Sept Règles pour trouver cette juste mesure.

POUR trouver cette mesure, nous
pouvons nous servir de ces Règles
tirées de l'expérience.

La première est de ne prendre ordinairement qu'une telle quantité de
nourriture, qu'on puisse ensuite ne pas
moins s'en appliquer à des fonctions

purement spirituelles, à la prière, à la méditation, à l'étude. Il est clair que dès que l'on ne le peut, on a passé les bornes de cette juste mesure. La nature & la raison demandent que l'on se nourrisse de manière que la faculté animale & la faculté raisonnable n'en soient point offensées. La nourriture doit être utile à ces deux facultés ; & loin d'être un obstacle à leurs fonctions, elle doit les leur faciliter. Lors donc que l'on se surcharge tellement de nourriture, que les sens, l'imagination, la mémoire, l'entendement en soient moins libres dans leurs opérations, c'est une preuve que l'on a passé cette juste mesure. Cet obstacle vient sur-tout de vapeurs qui s'élèvent abondamment de l'estomac à la tête, & qui ne s'y éleveroient pas dans une telle abondance, si l'on ne

paſſoit point de telles bornes. L'expérience en convainc ; ceux qui mènent une vie ſobre ſont auſſi diſpoſés
à s'appliquer après le repas qu'auparavant. *Cornaro* le recommande ſouvent dans ſon Traité. C'eſt auſſi ce
que j'éprouve , & ceux qui ſuivent
mon exemple le reconnoiſſent comme
moi par l'expérience. Si les SS. Pères
qui ne mangeoient qu'une fois le jour ,
le faiſoient ſi ſobrement , qu'ils n'en
étoient pas moins diſpoſés à s'appliquer
à des choſes purement ſpirituelles ,
combien plus aiſément le pourroient
faire ceux qui prennent à deux fois
la même quantité de nourriture (1).

J'ai dit que ces vapeurs qui offuſ-
quent la ſérénité du cerveau , viennent

____

(1) Ceux qui vivent avec régime ne doivent
point trop s'appliquer après le repas.

fur-tout de l'eſtomac après le repas. Quoique ç'en ſoit la cauſe principale , ce n'en eſt pas la ſeule. Elles naiſſent non - ſeulement des viandes que l'on vient de prendre , & dont la digeſtion commence à ſe faire , mais encore d'une abondance de ſang & d'humeurs qu'il y a dans le foye , dans la rate , dans les veines. Ces humeurs ſe fermentent enſemble , & envoyent quantité de vapeurs. La vie ſobre corrige peu-à-peu cette réplétion & cette intempérie , & réduit tout aux termes convenables. Après le repas il ne monte plus à la tête de ces ſortes de vapeurs. Tant que les humeurs ſont dans un équilibre parfait , on ne doit craindre aucune maladie, ni rien qui puiſſe être un obſtacle aux fonctions ſpirituelles.

L'uſage où ſont ceux qui vivent

sobrement, de dormir un peu après le repas, ne tire point à conséquence; ils ne le font que pour réparer leurs forces épuisées par quelques travaux d'esprit ou de corps, & pour reprendre une vigueur nouvelle. Le sommeil sert à l'un & à l'autre : de plus, il est de très-peu de durée ; & s'ils n'y étoient engagés par l'habitude, ou par l'abattement, ils pourroient aisément s'en passer. Quelques-uns prolongent un peu plus ce sommeil, mais c'est autant de rabattu sur celui de la nuit. Ils partagent en deux reprises leur repos de chaque jour. Il est cependant plus sain d'éviter le sommeil après dîner ; c'est l'avis le plus commun des Médecins.

La seconde Règle est de ne prendre qu'une telle quantité de nourriture, qu'ensuite on ne ressente nul engour-

dissement,

diſſement, nulle peſanteur, nulle laſſi-
tude corporelle. Si l'on ne ſe ſent alors
dans une diſpoſition auſſi libre, &
auſſi vive qu'auparavant, c'eſt une
preuve que l'on a paſſé cette meſure
convenable ; à moins que ce ne ſoit
l'effet ou le reſte de quelque maladie.
Bien loin que le boire & le manger
doivent ſurcharger & affoiblir la nature, ils ne doivent au contraire que
la rendre plus libre, plus gaye, plus
animée. Ceux donc qui ſont d'un tempérament à reſſentir cette peſanteur,
doivent examiner avec ſoin ſi cette
incommodité vient d'excès de manger
ou de boire, ou de tous les deux
enſemble ; & après l'avoir découvert,
en retrancher peu-à-peu, juſqu'à ce
qu'ils ſoient parvenus à une telle meſure, qu'ils n'en ſoient plus incommodés.

B

Plusieurs s'y trompent souvent ; ils mangent & boivent beaucoup ; ils prennent même des choses très-nourrissantes, & ils ne s'en plaignent pas moins de foiblesse ; ils s'imaginent que c'est faute de nourriture & d'esprits ; ils demandent donc des vjandes encore plus nourrissantes. Dès le matin ils se hâtent de déjeûner, de peur, disent-ils, que la nature ne tombe en défaillance. Ils se trompent, ces alimens ne font que surcharger d'humeurs leur estomac qui n'en est déja que trop rempli. Loin que la foiblesse de ces sortes de personnes vienne d'inanition, elle ne vient que de réplétion. On peut le remarquer par l'enflure qu'elle leur cause, & par le fonds même de leur tempérament. Cette abondance d'humeurs rélâche par excès les muscles & les nerfs, qui font les canaux des esprits : ces esprits sont, comme les instrumens de l'âme, les plus universels & les plus immédiats dans les mouvemens qu'elle communique au corps, & dans les sensations dont elle n'est capable à son tour, que par l'entremise des organes corporels. Ils ne peuvent donc plus s'étendre avec la même liberté, ni faire sur ces organes la même impression Cette foiblesse, cette pesanteur de corps, cet engourdissement de sens sont donc alors l'effet d'une espèce d'interception de ces mêmes esprits. L'expérience l'apprend tous les jours dans la plûpart de ceux qui sont ou replets, ou remplis de mauvais sucs. Souvent pour avoir trop soupé, ils se trouvent le lendemain matin surchargés de quantité d'humeurs que le sommeil de la nuit n'a fait qu'entretenir ; mais après s'être

soulagés de beaucoup de pituite & d'autres superfluités, ou les avoir consumées
par la diete & l'exercice, ils deviennent peu-à-peu plus dispos, plus gais,
plus capables de toutes leurs fonctions;
& cette vigueur croît jusqu'au soir,
quoiqu'ils mangent très-peu à midi,
& que même ils ne mangent rien. Si
dans le tems qu'ils sentent cet excès
d'humeurs qui leur cause un abattement qui en est une suite nécessaire,
ils ne laissent pas de manger encore,
principalement des choses de beaucoup de suc, & en grande quantité,
non - seulement ils demeurent dans
leur incommodité, mais ils l'augmentent encore considérablement. Qui
voudra donc avoir un libre usage de
ses sens, & de ses autres organes dans
toutes ses opérations, même corporelles, doit faire assez de diete pour

conſumer toute humeur ſuperflue. Les eſprits en couleront plus aiſément dans toutes les parties du corps ; & l'âme les en trouvera plus diſpoſés à produire à ſon gré dans les organes corporels , les mouvemens divers qui conviennent à leurs différentes fonctions.

La troiſième Règle eſt de ne point paſſer immédiatement d'une vie déréglée à une vie trop exacte ; mais le faire inſenſiblement , & ne diminuer que peu à-peu du boire & du manger, juſqu'à ce que l'on ſoit parvenu à une meſure incapable d'offuſquer l'eſprit , & d'appeſantir le corps. C'eſt ce que tous les Médecins enſeignent. Les changemens trop ſubits , pour peu qu'ils ſoient conſidérables, cauſent toujours quelque préjudice. C'eſt comme une ſeconde nature que l'habitude ; on ne s'en défait qu'avec violence

pour en suivre une toute contraire.
Nous ressentons vivement, & par
conséquent avec peine, & comme
quelque chose d'opposé à la nature,
tout ce qui contrarie notre habitude,
tant qu'elle est encore dans sa vigueur.
Il ne faut donc s'en défaire que comme
par degrés. La mauvaise habitude s'affoiblit & se déracine peu - à - peu,
comme elle s'étoit enracinée & forti-
fiée, & un tel changement fait si peu
de peine dans la suite, qu'on ne s'en
apperçoit presque pas.

La quatrième Règle est fondée sur ce
qu'on ne peut déterminer une même
quantité de nourriture proportionnée
à chaque tempérament, à cause de
la différence des âges, des forces &
des alimens. Il semble donc que pour
ceux qui ne sont plus jeunes, ou qui
sont infirmes, c'est d'ordinaire assez

de douze, treize, ou quatorze onces
de solide, comme de grain, de viande,
d'œufs, ou d'autres mets, selon ce
qui convient à chacun, & autant ou
un peu plus de liquide. C'est l'avis de
plusieurs Médecins, fondé sur la raison
& l'expérience ; & ce n'est que pour
ceux qui font moins d'exercices de
corps que d'esprit. L'illustre *Cornaro*
approuvoit tellement cette mesure,
qu'il se la prescrivit dès l'âge de trente-
six ans, & qu'il s'y tint jusqu'à la fin
de sa vie, qui en fut & plus longue &
plus saine (1). Plusieurs SS.-Pères des

------

(1) On peut objecter à cela que ceux qui
font sous un climat plus froid, tel que le nô-
tre, ne pourroient se passer d'une nourriture
si frugale. C'est de quoi l'on ne peut disconvenir. Il ne prétend pas non plus, comme
il le dit lui-même, en faire une règle
générale. Cela ne va que du plus au moins.

B iv

Déserts qui ne vivoient que de pain &
d'eau, ne paſſoient point cette meſure,
& la preſcrivoient même dans preſque
tous leurs Monaſtères, comme une eſpèce de loi, ſelon ce qu'en écrit *Caſſien*.
Quelqu'un demandoit à l'Abbé *Moïſe*
quelle devoit être, ſelon les règles les
plus exactes de la tempérance, la meſure ordinaire du manger. Nous ſça-
vons, lui répondit-il, que nos anciens
Pères ont ſouvent traité cette matière.
Après avoir examiné les différentes ſortes de tempérance que chacun obſer-
voit, en ne vivant preſque jamais que
de légumes, ou d'herbes, ou de ſim-
ples fruits, ils y ſubſtituèrent du pain ;
mais en même tems ils en déterminèrent
la meſure à une livre. Cette quantité
de pain qu'ils diſtribuoient à chacun,
& qui, ſelon eux, devoit ſuffire par
jour, n'étoit donc que de douze onces.

La livre chez les Anciens étoit de douze onces précisément, & non pas de seize comme parmi nous.

Si ces Pères jugeoient par une longue expérience que ce fût assez par jour de douze onces de pain sans autre chose, & qu'ils soient même parvenus par cette diete à la plus extrême vieillesse, dans une parfaite santé, & dans une entière vigueur de tous leurs sens; combien plus peuvent suffire six ou sept onces d'autres choses plus agréables au goût, & plus succulentes que du pain sec. On peut ajouter qu'ils ne buvoient que de l'eau, & que l'eau ne nourrit point comme la bierre & le vin. Enfin l'expérience fait voir clairement qu'il y a bien des gens qui mangent & boivent bien moins, & qu'ils ne laissent pas d'être suffisamment nourris.

Quoique le régime dont nous avons

parlé jusqu'ici regarde plus les personnes infirmes ou âgées que les autres,
je crois cependant qu'il seroit aisé de
prouver qu'il pourroit encore suffire
à ceux qui se portent bien, qui sont
d'un tempérament robuste, & même
dans la fleur de leur âge ; s'ils sont appliqués à l'Oraison, à l'étude, ou à
d'autres choses de ce genre. La preuve
en est dans une infinité d'exemples de
Saints, qui même, dès l'âge de quinze
ou vingt ans, s'en sont tenus à cette
mesure, & quelquefois à moins, quoiqu'ils ne vécussent que de pain &
d'eau, ou d'un peu d'herbes & de légumes. Quelques - uns vivoient, &
très - longuement & très - sainement,
au milieu même de grandes peines
d'esprit & de corps. On le peut voir
dans plusieurs dont la vie est écrite.
Nous en rapporterons quelques - unes

dans la suite. Il y avoit même quantité
de Monastères, où cette mesure étoit
prescrite comme une loi commune aux
plus jeunes & aux plus âgés, & comme
une mesure qui d'ordinaire devoit suffire à chacun d'enx également. Ces
Pères donc qui avoient une grande
expérience de ces choses - là , & qui
sçavoient très-bien ce que demande
la nature , jugèrent que cette mesure
suffisoit à tout âge. C'est l'avis de notre
Auteur ; il le prouve même par son
exemple ; il commença ce régime dès
l'âge de 36 ans.

Quelques-uns objectent que le potage emporte souvent des huit ou
neuf onces, & que , comme il n'en
reste plus alors que trois ou quatre de
pain ou d'autre nourriture, il faudroit
ou ne point manger de potage , ou ne
manger presque rien autre chose. Pour

prévenir cet inconvénient, il n'y a qu'à
manger moins de potage, & proportionner tellement le solide avec le liquide, en les pesant séparément, que
le tout ensemble ne passe point la mesure prescrite. Mais notre dessein n'est
pas de descendre dans ces minuties : il
nous suffit d'avoir fait voir en général
que cette mesure est raisonnable.

La cinquième Règle regarde la qualité
des alimens ; mais il n'est pas nécessaire
de s'en mettre fort en peine, quand on
se porte bien, & que la nourriture que
l'on prend convient à la nature. Presque toutes les viandes dont on use
d'ordinaire, conviennent à ceux qui
sont d'un bon tempérament, pourvu
que l'on y garde une juste mesure.
Tel peut vivre, & très - long - tems ;
& très-sainement, de pain, de lait,
de beure, de fromage & de bierre,

principalement s'il y est accoutumé dès l'enfance. Mais il faut s'abstenir de toutes choses mal - saines, quelques agréables quelles puissent être, quand ce ne seroit que de crainte d'en prendre par excès. Presque toutes les choses trop grasses sont contraires à la santé. Elles relâchent trop l'estomac ; elles en désunissent les forces qui ne sçauroient être trop réunies ; elles empêchent la digestion des autres alimens ; elles les font descendre de l'estomac à demi-digérés ; elles envoyent à la tête quantité de fumées qui causent des espèces de vertiges, des toux, des asthmes, & d'autres maux de poitrine. Si les alimens enfin ne se digèrent pas parfaitement, & en autant de tems qu'il en faut pour une parfaite digestion, quelque bon estomac que l'on puisse avoir, ils se tournent en mau-

vaifes humeurs, & ces humeurs en
bile & en crudités, toutes matières de
fièvres. Ceux donc, principalement
qui s'appliquent à l'étude, doivent
manger fobrement, & proportionner
le pain (1) à ce qu'ils mangent d'ailleurs, pour empêcher au moins en
partie les mauvais effets qui pourroient
en arriver: comme les fluxions de tête,
les vapeurs, les vertiges, les toux,
les indigeſtions d'eſtomac, les enflures,
les coliques, les tranchées, ou tout ce
qui peut d'ailleurs être contraire au
corp. & à l'eſprit. Ce feroit une folie
d'acheter au prix de tant & de fi
grandes incommodités un plaifir auffi
vil & d'auffi peu de durée, que celui

---

(1) Le pain empêche les autres alimens
de fe corrompre, de gâter l'eſtomac, & de
rendre par conféquent l'haleine mauvaife.

du boire & du manger. Rien ne marque d'avantage que l'on en est l'esclave que de s'y satisfaire à peine d'en être incommodé. Ce n'est pas que l'on ne doive jamais user de ces sortes d'alimens, quelque sobrement qu'on en use, comme font scrupulusement quelques-uns qui ne mangent ni choux, ni oignons, ni pois, ni fèves, ni fromage, de crainte d'amasser des humeurs mélancoliques, bilieuses, gluantes, & capables de gonfler; c'est seulement que l'on ne doit en prendre qu'avec modération. Quand on n'en prend que peu ou rarement, ils ne peuvent incommoder, principalement s'ils sont agréables au goût; & souvent même ceux qui nuisent par leurs excès, sont utiles à la nature dans leur usage modéré.

De toutes les sortes d'alimens aucun

ne convient mieux aux perſonnes infirmes ou avancées en âge, qu'une eſpèce
de pannade avec un ou deux œufs : on
peut vivre de cela ſeul très-long-tems
& en parfaite ſanté. *Cornaro* le prouve
par ſa propre expérience. Les Italiens
nomment pannade une eſpéce de bouillie faite de pain, d'eau & de jus de
viande cuits enſemble. Cette nourriture
eſt une eſpèce de chyle preſqu'auſſi fait
que celui qui ſe forme dans l'eſtomac
par la coction des viandes. Cette pannade eſt compoſée de ſubſtances très-
tempérées ; elle n'eſt point ſujette,
comme pluſieurs autres, à ſe corrompre dans l'eſtomac. Enfin il s'en forme
un ſang pur, & dans une juſte quantité.

On peut même aiſément y ajouter
de quoi la rendre ou plus chaude ou
plus nourriſſante. Auſſi le Sage dit,

que le pain & l'eau sont le fondement de la nourriture de l'homme. Il veut faire entendre par - là que ces deux choses sont les plus propres à soutenir & à conserver la vie : on pourroit au moins se passer de viande, ou de poisson , & de tout ce qui peut d'ailleurs exciter l'appétit.

Plutarque n'approuve pas l'usage de la viande. « On doit beaucoup , dit il , » en appréhender les crudités ; elle » charge extrêmement dès que l'on en » a mangé , & elle laisse dans la suite » de fâcheux restes. Il eut été bien plus » avantageux d'accoutumer la nature » à n'en point desirer. La terre pro- » duisit assez de choses nourrissantes » & agréables , & qui pour la plûpart » n'ont pas besoin d'apprêt , & qu'on » peut cependant diversifier d'une in- » finité de manières ». Plusieurs Mé-

decins sont de cet avis, & l'expérience
l'autorise. Il y a beaucoup de Nations
chez qui l'usage de la viande est très-
rare, & qui ne vivent principalement
que de ris & de fruits ; ils n'en vivent
cependant que plus long - tems & plus
sainement. Les Japonnois, les Chinois,
plusieurs Régions de l'Afrique , &
même les Turcs sont de ce nombre.
On le voit d'ailleurs en une infinité de
Laboureurs & d'habitans de la campagne, qui d'ordinaire ne vivent que de
pain, de beurre, de bouillie, de légumes , d'herbes, de fromage (1), &
ne mangent de la viande que très-rarement ; ils ne laissent pas d'être sains
& robustes, & de vivre très-long-tems.

---

(1) Il faut remarquer que ce fromage est
d'ordinaire tout frais, & par conséquent
bien moins mal-faisant que les autres.

On le peut voir encore dans l'Histoire des anciens Pères des Déserts , & des Religieux de ce tems.

La sixième Règle est de s'abstenir d'une trop grande variété de viandes , & assaisonnées d'une manière trop recherchée. *Disarius*, très-sçavant Médecin , & *Socrate*, avertissent de s'abstenir de ces sortes de mets & de boissons, qui excitent l'envie de manger & de boire , au-delà même du nécessaire. C'est la plus commune maxime des Médecins. Cette variété excite toujours un nouvel appétit ; & quoique souvent on mange trois ou quatre fois plus que le besoin ne le demande , il ne semble presque jamais que l'on ait assez mangé. De plus, comme les différens mets sont de nature différente ; peu convenables au tempérament , souvent contraire , parmi ces divers alimens, les uns se digèrent plutôt que les autres. C'est ce qui cause de prodigieuses crudités dans l'estomac, & quelquefois d'entières indigestions, des enflures, des douleurs d'entrailles, des coliques, des obstructions, des maux de reins, la gravelle. Cet excès donc, & cette diversité de nourriture, causent dans toute la masse du chyle, dont se forme le sang, des crudités qui ne peuvent que se corrompre. « *Valériola*, fameux Médecin, dit, que » rien n'est plus contraire à la santé » qu'une nourriture trop abondante » & trop diversifiée dans un même » repas ». On peut encore voir à ce sujet quantité de choses dans *Macrobe*. *Xenophon* marque, que la manière de vivre de *Socrate* étoit si simple & si frugale, que par rapport à la dépense il n'y avoit personne qui ne pût aisément vivre de la même manière ; il n'en coûtoit presque rien. *Athenée* nous apprend qu'un certain *Phabin* n'avoit vécu que de lait (1) toute sa vie, que quantité d'autres vivoient d'une nourriture presqu'aussi simple. *Pline* rapporte que pendant vingt ans que *Zoroastre* avoit passés dans le Désert, il n'y avoit vécu que de fromage (2), & que néanmoins tout étoit en lui si tempéré, qu'il ne ressentoit point le poids de ses années. Enfin dans tous les siècles passés, ceux qui n'ont usé que d'alimens simples, & dans une juste quantité, ont vécu plus

---

(1) Le sçavant Monsieur *Bayle* de Toulouse, a fait un excellent Traité Latin sur l'usage du lait pour rétablir les étiques.

(2) Il y a bien de l'apparence que c'étoit du fromage frais.

sainement & plus long - tems que les autres. On le remarque même encore dans toutes sortes de Nations.

La septième Règle est que , comme toute la difficulté de déterminer & de garder cette juste mesure vient de l'appétit sensuel, chacun doit être persuadé que l'envie de boire ou de manger n'est que trop capable de séduire ; & que par conséquent ce ne doit nullement être une règle pour trouver la mesure dont il s'agit. En voici quatre raisons.

La première, c'est que la Nature n'a donné à l'homme, & même aux autres animaux, l'appétit (1) des alimens que pour la conservation de chaque animal

------

(1) Avec cette différence, que ce qui se fait dans les hommes avec sentiment, ne se fait dans les bêtes que machinalement.

particulier , & pour la propagation de ſon eſpèce. Ceux donc qui veulent vivre chaſtement , & n'être point accablés d'humeurs qui ne peuvent cauſer que des maladies , ne doivent pas ſuivre entièrement leur appétit , & doivent retrancher tout ſuperflu.

La ſeconde raiſon , c'eſt qu'il y a ſouvent dans l'eſtomac quelqu'humeur maligne qui fait deſirer beaucoup plus qu'il ne convient à la ſanté , comme dans la faim canine , & lorſque quelque ſuc acide ou mélancolique s'eſt attaché aux membranes de l'eſtomac. En pareils cas , il ne faut point ſuivre ſon appétit. Si ce ſont de telles cauſes qui excitent une faim violente & une ardente ſoif , on doit avoir recours aux remèdes de la Médecine ; mais ſi cette ſoif & cette faim ſont modérées , elles ne méritent pas qu'on y faſſe attention.

La troisième raison, c'est que la diversité des viandes réveille toujours l'appétit par de nouveaux goûts, & par de nouveaux assaisonnemens. Tous ceux qui ont soin de leur santé doivent donc éviter une telle variété de mets, & ces assaisonnemens trop recherchés ; tous les Médecins l'enseignent ainsi. Comment toutes ces viandes de nature si différente, chaude, froide, sèche, humide, bilieuse, flegmatique, facile ou difficile à digérer, &c. pourroient-elles former un chyle (1) pur & uniforme ?

La quatrième & dernière raison, est que, comme l'idée que l'on se forme

---

(1) Et comment un sang formé d'un chyle composé de parties si hétérogènes pourroit-il être dans un équilibre parfait, sans lequel on ne peut être dans une parfaite santé.

des

des viandes est toujours agréable, dès qu'elle est tant soit peu forte, elle excite l'appétit, comme l'idée des choses que l'on n'ose nommer en excite le desir. Quoique l'imagination ait plus de forces dans ces choses - ci que dans les autres, cependant elle n'en a que trop encore dans ces autres, comme l'expérience l'apprend, principalement à la vue & à l'odeur de certaines viandes. Il faut donc faire ensorte de corriger une telle imagination, pour pouvoir modérer ensuite bien plus facilement le desir qui n'en est qu'une suite, puisqu'il n'a pour objet que ce que cette imagination représente comme agréable. Entr'autres moyens d'y parvenir, en voici deux qui peuvent beaucoup y contribuer.

Le premier est d'éviter la vue de ces sortes de viandes, de peur que

C

leur vue & leur odeur ne réveillent
l'imagination, & ne donnent envie
d'en goûter. La préfence d'un tel objet
fait naturellement impreffion fur la
puiffance qui y a rapport. Il eft beaucoup plus difficile de contenir fon appétit à la préfence des viandes, que de
ne les point defirer, quand elles ne
font pas préfentes. Il en eft de même
de tous les autres objets qui peuvent
faire plaifir à l'âme par l'entremife des
fens (1).

Le fecond moyen eft de fe repré-
fenter ces chofes qui excitent l'appétit,
non comme capables de flatter le goût
& l'odorat, telles qu'elles paroiffent
actuellement, mais comme fales, dé-
goûtantes, d'une odeur déteftable,
telles qu'elles vont devenir.

____

(1) Auffi Jéfus - Chrift a dit : qui aime
le péril y périt.

Rien ne paroît ce qu'il est véritablement, que lorsqu'il est revenu à l'état
où il étoit à son origine ; ce n'est qu'a-
lors que l'on y découvre ce qui y étoit
caché sous une fausse apparence. Qu'y
a-t-il de plus dégoûtant, & d'une plus
mauvaise odeur, que les mets les plus
délicieux, quelque peu d'altération
qu'ils ayent soufferte dans l'estomac ?
Plus la nourriture est exquise, plus elle
est sujette à se corrompre, & plus l'o-
deur en est ensuite insupportable. Si la
plûpart de ceux qui mènent une vie
délicieuse, n'ont soin de porter sur
eux quelqu'espèce de parfum, on s'apperçoit, dès cette vie, de l'état de
corruption où leurs corps seront après
leur mort. C'est ce qui est encore plus
sensible dans de certaines fonctions
aussi indispensables que naturelles,
quoique très-humiliantes, & dans l'ha-

leine de la plûpart de ceux qui vivent d'une vie trop délicieuse & trop sensuelle. Il n'en est pas de même des Paysans & des gens de métier qui ne vivent que de pain, de fromage, & d'autres alimens vulgaires, quand ils en usent modérément (1).

CHAPITRE IV.
Du Régime de vie qu'on doit suivre dans chaque saison.

MAIS, dira-t-on, ne faut-il pas du moins changer de régime selon les

---

(1) On a remarqué dans certains Hôpitaux, que tant qu'on n'y donnoit aux pauvres que des nourritures de laitage, on ne s'appercevoit point de cette corruption, & qu'on ne commença de s'en appercevoir que lorsqu'on eût commencé à leur donner de la viande.

ſaiſons & la température des climats ?
Il ſemble qu'on doive manger davantage l'Hyver que l'Été. L'Hyver, dit
Hypocrate, les eſtomacs ſont plus
chauds ; le froid qui les ſaiſit au dehors
en fait retirer la chaleur de la circonférence au centre, c'eſt-à-dire, au cœur.
L'Été, ils ſont plus languiſſans par une
raiſon contraire ; la chaleur pouſſée
du centre à la circonférence ſe diſſipe.
Il ſemble par la même raiſon que l'Hyver il faille prendre des alimens ſecs
& chauds, parce que la pituite, alors
plus abondante, ne peut ſe diſſiper ;
& que l'Été l'on doive en prendre
d'humectans & de rafraichiſſans ; parce
que la chaleur de l'air dont on eſt en-
touré, diſſipe beaucoup d'humeurs &
deſſeche le corps.

Il paroit véritablement, de l'aveu
même des Médecins, qu'on doit en

uſer de cette manière, autant qu'on le
peut commodément. Si l'on a beſoin
d'une nourriture plus ſèche, comme
en Hyver, & quand il a plu long-
tems, il eſt aiſé d'augmenter de quelque choſe le manger, & de diminuer
le boire à proportion, & même les
alimens qui ont un peu trop de ſuc.
Si l'abondance de la boiſſon & des alimens qui ont beaucoup de ſuc, fait du
bien dans un tems ſec, elle ne peut
qu'incommoder, quand on a reſpiré
quelques jours un air trop humide &
trop froid; cette ſorte d'air cauſe des
fluxions, des toux, des enrouemens.
Quand on a beſoin d'une nourriture
plus humectante, on n'a qu'à mêler
avec le vin un peu plus d'eau, ou
prendre au lieu de vin un peu de
bierre; c'eſt une boiſſon qui humecte,
& qui rafraîchit aſſez. Il ne paroît pas

que les SS. Pères eussent beaucoup
d'égards à cette différence de saisons &
de climats ; ils régloient pour toute
l'année une même sorte de nourriture ,
& dans la même quantité ; & ils en
vivoient plus long-tems. A présent on
a plus d'égard dans les Monastères à
ce qui convient à la santé. Mais si l'on
y donne des mets conformes aux saisons , ceux qui veulent vivre sobrement, peuvent choisir, entr'autres ,
ceux qui leur sont plus convenables.
En ce cas-là , dira t-on , lequel vaut
le mieux de prendre en un seul ou
plusieurs repas, cette quantité de nourriture dont nous avons parlé ?

Quoique les Anciens ayent eu beaucoup de soin de garder la tempérance,
& se soient contentés d'un seul repas
par jour , & même après le soleil cou-
ché , ou à trois heures après midi,

comme le rapporte Caſſien , pluſieurs croyent cependant qu'en un âge avancé il vaut mieux faire deux repas , mais toujours ſobres, à cauſe de la foibleſſe qui accompagne un tel âge. Loin de ſe ſurcharger de nourriture , la digeſtion s'en fera plus aiſément. On pourra donc en prendre ſept ou huit onces à dîner , & le ſoir trois ou qua-tre , ou ſept ou huit le ſoir , & trois ou quatre à dîner ſelon ſa commodité. Tout dépend principalement de la complexion & de l'habitude. Si l'eſto-mac eſt rempli de pituite froide & lente , il paroît plus à propos de ne manger qu'une fois le jour. Il faut beaucoup plus de tems pour cuire ces crudités & pour les diſſiper. C'eſt ce que l'expérience en a fait connoître très-clairement. Quand même on croi-roit ne devoir manger que le ſoir , il

ne faudroit pas laisser de prendre à
midi quelque chose, & de nature à
dessécher la trop grande humidité de
l'estomac; ou si l'on dîne à midi, il
faudra prendre quelque chose le soir,
comme un peu de pain avec quelques
raisins ou choses semblables. Plus on
avance en âge, plus on doit avoir
soin de corriger cette humidité de
l'estomac & de la tête. « La Sagesse,
» dit un Ancien, réside dans un lieu
» sec, & non en un lieu marécageux
» & plein d'eau; c'est ce qui fait dire
» à Héraclite, que l'âme du Sage est
» comme une lumière sèche ».

Quelqu'un objectera peut-être que
de sçavans Médecins n'approuvent
pas une manière de vivre si mesurée,
de peur que l'estomac ne se resserre
& ne s'accoutume tellement à cette
quantité précise, que pour peu qu'on

la paſſe, il n'en reſſente une peſanteur
conſidérable, & que cela ne l'oblige
de s'étendre plus qu'à l'ordinaire. Pour
éviter cet inconvénient, ils conſeil-
lent de ne pas s'en tenir toujours ſi
ſcrupuleuſement à la même quantité
de nourriture, mais d'en prendre
quelquefois plus, quelquefois moins.
C'eſt ce qu'il ſemble qu'Hypocrate
confirme dans ſes Aphoriſmes. Uu
vivre trop meſuré, dit-il, eſt dangereux, même aux perſonnes ſaines,
pour peu que l'on en paſſe les bornes
ordinaires, on n'en eſt que plus expoſé
à s'en trouver incommodé. Il y a donc
moins de danger de manger un peu
plus qu'un peu moins qu'il ne faut.

Ce paſſage, dont quelques Médecins
ſe prévalent, ne regarde que ceux
qui ne peuvent obſerver cette unifor-
mité de régime, à cauſe des fréquentes

occasions de festins qu'ils ne peuvent
ou ne veulent pas éviter ; & qui ne
sont pas assez maîtres de leur bouche,
pour pouvoir garder une tempérance
uniforme dans de si fréquentes occasions d'intempérance, principalement
lorsque les autres les sollicitent par
leur exemple à donner quelque chose
à la nature. Si pour lors ils mangent
par excès , ils s'en trouvent incommodés. On vient d'en rapporter la
véritable raison ; c'est ce qui n'arrivera
point à ceux qui sont capables d'éviter
ces occasions d'excès , & de garder
un régime de vie suivi. Rien ne leur
convient mieux, principalement s'ils
sont d'une complexion délicate , ou
d'un âge avancé. L'expérience & la
raison ne permettent pas d'en douter.
Il n'importe même de passer de quelque peu cette mesure , pourvu que ce

soit rarement. De si petits excès ne
sont pas fort capables d'incommoder,
pourvu qu'ils ne soient pas fréquens,
& qu'immédiatement après on revien-
ne à son régime ordinaire. Si l'on mange
plus que de coutume à dîner, il faut
ou ne point souper, ou souper plus
légèrement. Si l'on a trop mangé à
souper, il faut le lendemain moins
manger à dîner, ou ne point dîner du
tout. Un tel inconvénient n'est donc
pas si considérable, que pour le pre-
venir on doive éviter une vie de régime.

Mais s'il arrivoit trop souvent que
l'on mangeât avec quelque sorte d'excès, quelque léger même qu'il fût
d'ailleurs, il pourroit être fort dangereux, sur-tout à ceux dont nous venons de parler, & qui seroient accoutumés à vivre de régime. Notre Auteur

nous l'apprend par son exemple même. Il rapporte dans son Traité, que jusqu'à soixante-quinze ans il n'avoit pris de nourriture par jour, que douze onces de solide & quatorze de liquide, & qu'il avoit vécu dans une parfaite santé ; qu'ensuite, de l'avis des Médecins, & à la sollicitation de ses amis, il avoit ajouté deux onces de l'un & de l'autre ; & que dès le dixième jour, ce peu d'augmentation lui avoit causé de très-fâcheuses maladies, un fort grand mal de côté, une oppression de poitrine, & une fièvre de cinq semaines. Les Médecins qui l'avoient mis dans cet état, jugèrent eux-mêmes, que c'étoit un homme mort, s'il ne reprenoit son régime ordinaire. Je connois un homme qui depuis plusieurs années ne faisoit qu'un repas ; il soupoit, mais il ne prenoit à midi que très peu de chose , & même quelque chose d'assez sec. A la sollicitation de plusieurs personnes il prit à midi un peu plus de nourriture & plus humectante. Dix ou douze jours après, ce changement lui causa pendant quelques semaines de si grandes douleurs d'estomac & d'entrailles , qu'on croyoit qu'il alloit mourir. Il fut guéri par de grands remèdes que lui avoient ordonnés de sçavans Médecins. Il retomba une seconde fois dans la même maladie , & fut guéri par les mêmes remèdes. A quelques tems de - là il retomba encore malade , pour la troisième fois ; il se trouva plus mal qu'à l'ordinaire , & cela quelques jours de suite Il jugea qu'un tel mal ne lui venoit que pour avoir changé de régime. Après avoir examiné la chose avec beaucoup de soin , il le reprit,

Dès le premier jour, ses maux commencèrent à diminuer, & dès le quatrième, ils se trouvèrent tellement diminués, qu'il ne lui resta plus qu'une grande foiblesse, qui s'en alla même peu à peu par le secours de ce régime. Ce n'est ni la quantité des mets, ni leur délicatesse, qui peut fortifier un tempérament foible, mais une juste proportion d'alimens convenables.

L'Aphorisme d'Hypocrate cité un peu plus haut, n'est point contraire à ceci ; il ne parle que d'alimens si mesurés, & d'ailleurs si peu capables de nourrir, qu'ils ne suffisent pas pour soutenir les forces d'un bon tempérament. Nous parlons ici d'un genre de nourriture convenable à la nature de chacun, sans en marquer nul de précis, & d'une quantité proportionnée aux forces de l'estomac, & propre à maintenir dans une santé parfaite.

Mais , dira-t-on , tout le monde ne peut pas garder un régime de vie si exact. N'y a-t-il donc point , pour ceux qui ne peuvent s'y assujétir , quelque autre moyen de se conserver en santé , & de vivre long-tems ? C'est de se bien purger au moins deux fois l'année , au Printems & en Automne ; & de se délivrer par-là de toute mauvaise humeur. Ceci ne regarde que ceux qui d'ordinaire font moins d'exercices de corps que d'esprit , comme les Ecclésiastiques , les Religieux , les Jurisconsultes & les gens de Lettres. Mais il faut préparer les humeurs à cette purgation ; c'est le sentiment d'habiles Médecins. Elle ne doit point non plus être trop forte , ni de nature à faire d'abord tout son effet. Il faut s'y préparer deux ou trois jours auparavant ,

par quelque remède qui n'opère que
d'une manière insensible. Cette manière fait sans doute, & plus d'effet &
moins de peine (1). Le premier jour,
les entrailles se purgent ; le second , le
foye ; le troisième , les vaisseaux où il
s'amasse quantité de mauvaises humeurs (2). Ceux qui ne vivent pas
sobrement ajoutent chaque jour quelques crudités qui passent par les vaisseaux , & se répandent dans toutes les
parties du corps qui est comme une
éponge.

---

(1) Elle fait moins de peine sans doute ,
dès que cette opération est insensible ; elle
fait plus d'effet , parce que la nature a plus
de loisir de se débarrasser de ce qui l'incommode , & que d'ailleurs le corps en est plus
fluide.

(2) Cela ne veut dire autre chose , sinon
que ces mauvaises humeurs ne peuvent s'é-
vacuer que successivement.

Souvent en un ou deux ans il s'a-
masse dans le corps plus de deux cens
onces de mauvaises humeurs, qui font
plus de six pintes (1). Ces humeurs
se corrompent par succession de tems,
& causent des maladies, qui avancent
la mort de la plûpart des hommes.
C'en est presque la seule cause dans
tous ceux qui meurent avant l'extrême
vieillèsse, à la réserve de ceux qui
meurent de mort violente. Il meurt en
peu de tems par la malignité de ces
humeurs, au milieu même de toute
sorte de commodités, une infinité de

---

(1) Il ne faut pas croire que de tout ce
qui s'en est amassé pendant tout ce tems-là
il ne s'en soit point dissipé d'une manière
ou d'une autre, quand ce ne seroit que par
l'insensible transpiration. Autrement le corps
ne seroit presque plein que de mauvaises
humeurs.

personnes, qui dans une Galère, à ne vivre que de bifcuit & d'eau, comme les Matelots, auroient pu vivre long-tems & dans une fanté parfaite. Pour prévenir ce danger, on n'a qu'à fe purger à propos, au moins deux fois l'année. Il ne pourra refter alors beaucoup de ces humeurs, & elles ne feront pas fi fujettes à fe corrompre. J'ai connu plufieurs perfonnes, qui fans aucune maladie confidérable, font parvenus par ce moyen jufqu'à l'âge le plus avancé.

CHAPITRE V.
Des avantages de la Sobriété par rapport au corps.

LA vie fobre délivre & préferve l'homme de prefque toutes fortes de maladies, de catarres, de toux, d'asthmes, de vertiges, de maux de tête & d'estomac, d'apopléxie, de léthargie, d'épilepsie, de tout autre accident qui peut attaquer le cerveau, de la goutte, de la sciatique, de toute crudité, qui cause une infinité de maladies. Enfin elle tempère les humeurs, & les maintient dans une juste proportion. Il n'y a point de maladie à craindre par-tout où les humeurs sont dans une parfaite symmétrie, dans un équilibre parfait. C'est dans cette proportion que consiste la santé: la raison & l'expérience nous l'apprennent de concert. Ceux qui vivent sobrement, sont ordinairement sains de corps & d'esprit; & dans les maux qu'ils souffrent, ils ont bien moins à souffrir que ceux qui sont remplis de mauvaises humeurs, qui ne viennent que d'intempérance, & il ne leur faut que très-peu de tems pour être parfaitement guéris. J'ai connu quantité de gens naturellement foibles, & qui étoient sans cesse occupés à des travaux qui demandoient toute leur application, qui ne doivent qu'à leur tempérance, leur grand âge & leur santé. Les SS. Pères, & quantité de Religieux sont de ce nombre.

Presque toutes les maladies des hommes ne viennent que de ce qu'on prend plus de nourriture que la nature n'en demande, & que l'estomac n'en peut parfaitement digérer. La preuve en est, que la plûpart des maux ne se guérissent que par évacuation. On ne saigne, on n'applique les ventouses, on ne donne de certains remèdes, que pour dégager la nature. C'est encore pour cette raison qu'on

ordonne l'abſtinence , & qu'on preſ-
crit un régime de vie très - frugal.
Cette manière de guérir les maladies ,
prouve qu'elles ne viennent que de
réplétion. Les maux ne ſe guériſſent
ordinairement que par quelque choſe
de contraire à ce qui les a cauſés.
Toutes les maladies qui viennent de
réplétion , dit Hypocrate , ne ſe guériſſent que par évacuation , & celles
qui viennent de trop d'évacuation , ne
ſe guériſſent que par remplacer ce qui
s'eſt de trop évacué. Mais celles-ci ſont
rares , ſi ce n'eſt dans un long ſiége ,
où l'on manque de vivres , ou dans
un long voyage de mer , ou dans de
ſemblables occaſions. En ce cas-là il
faut purger les humeurs que la chaleur
naturelle a trop recuites , faute d'alimens : enſuite nourrir & fortifier le
corps , mais inſenſiblement , & n'aug-

menter sa nourriture que peu-à-peu.
Il faut faire la même chose dans les
grandes maladies, pour réparer les
forces épuisées par de trop grandes
évacuations. Si presque toutes les maladies ne viennent que de ce qu'on
prend plus de nourriture que la nature
n'en demande, il s'ensuit que si l'on
n'en prend que ce qu'elle en demande,
on ne sera sujet à aucune maladie.
On le peut inférer de ce même passage
d'Hypocrate. « Pour se bien porter,
» il faut toujours demeurer sur son ap-
» pétit, & faire quelque exercice (1).

Les crudités sont la source la plus
ordinaire de toutes les maladies. « On
» ne peut tomber malade, dit Gal-

____

(1) Si pour se bien porter il faut observer
ces deux choses, comment à plus forte raison peut - on y parvenir en n'observant ni
l'une ni l'autre ?

» lien, tant que l'on évite avec soin
» tout ce qui peut causer des crudités.
» L'intempérance en tue plus que
» l'épée. La plûpart des hommes,
» est-il dit dans l'Écriture - Sainte,
» abrègent leurs jours par leur intem-
» pérance : au lieu que par l'abstinen-
» ce, ils les prolongeroient. N'ayez
» d'avidité, dit-elle un peu aupara-
» vant, en aucun repas, ni ne vous
» abandonnez à aucune sorte d'ali-
» ment. » L'excès des viandes ne fait
qu'affoiblir la nature, & causer des
crudités qui sont des sources de maladies. On nomme crudités ce qui n'a
pu se digérer parfaitement. Lorsque
l'estomac ne cuit qu'à demi les alimens,
ou parce qu'ils sont indigestes, ou à
cause de leur trop grande variété dans
un même repas, ou faute d'un tems
suffisant pour une digestion parfaite,

le

le chyle qui se forme des parties les
plus succulentes des alimens est rempli
de crudités qui causent quantité de
maux. Elles remplissent les entrailles
& le cerveau de pituite & de bile;
elles causent beaucoup d'obstructions
jusques dans les plus petits vaisseaux;
elles gâtent le tempérament, & remplissent enfin tout le corps d'humeurs
corrompues, d'où naissent de très-
fâcheuses maladies.

Tant que le chyle est encore trop
crud dans l'estomac, & c'est ce qu'*A-
ristote* appelle corruption, & non pas
digestion, il n'est pas possible que le
sang puisse se purifier parfaitement
dans le foye: la seconde digestion ne
peut rectifier la première; & loin que
d'un mauvais sang il puisse se faire une
bonne nourriture, il faut nécessairement que le tempérament se ressente;

D

d'une telle corruption, & qu'on en
devienne sujet à quelques maladies.
Cette crudité de chyle est encore
cause que les vaisseaux répandus par
tout le corps se remplissent d'un sang
impur, & mêlé de quantité de mauvaises humeurs, qui se corrompent
de plus en plus, s'enflâment à la
première occasion de fatigue, de chaleur, &c., & causent de très-dange-
reuses fièvres, dont une infinité de
personnes meurent à la fleur même
de leur âge. Un bon régime préserve
de tous ces inconvéniens. Tant que
l'on ne prend de nourriture qu'autant
que l'on peut aisément en faire la digestion, on n'a point de crudités à
craindre, il se fait un chyle convenable à la nature. De cette sorte de
chyle il se fait un sang pur ; & c'est le
bon sang qui fait le bon tempérament ;

les humeurs en font moins fujettes à fe
corrompre dans les vaiffeaux. Il ne fe
trouve dans les entrailles, ni obftructions, ni fuperfluités, qui le plus fouvent caufent des maux de tête & d'ef-
tomac, & même des reffentimens de
goutte. Ce régime nous maintient dans
un bon tempérament, & dans une fanté parfaite. L'un & l'autre dépendent
d'une jufte proportion, & d'un parfait
équilibre d'humeurs, & dans une telle
difpofition, qu'il n'y ait dans nulles
parties du corps qui eft tout poreux,
aucunes obftructions capables d'empêcher les efprits & le fang d'y avoir
un cours entièrement libre. Non-feulement la fobriété empêche les crudités, & tout ce qui en eft une fuite,
elle confume encore les humeurs fu-
perflues, & même bien plus fûrement
que les excès du corps. *Virinque*,

Docteur en Médecine, le fait voir sa-
vamment. Le travail exerce toûjours
quelques parties du corps plus que les
autres : c'est ce qui souvent trouble les
humeurs, échauffe considérablement,
& cause des fievres, des pleuréfies,
des fluxions très-douloureufes. L'abstinence fait fon effet jufques dans les
parties les plus intimes, jufques dans
les moindres jointures, & ne fait d'é-
vacuations que d'une manière auffi
douce qu'uniforme. Elle fubtilife en
très-peu de tems les humeurs les plus
groffières ; elle dégage les pores ; elle
confume les fuperfluités ; elle ouvre
les conduits des efprits ; elle rend ces
efprits plus purs, fans même troubler
les humeurs, fans caufer de fluxions
fâcheufes, fans échauffer le corps,
fans mettre en danger de maladies,
& l'efprit même n'en est que plus libre

dans ses opérations. On ne peut néanmoins disconvenir que les exercices
du corps qui ne passent point de justes
bornes, & qui se font à propos, ne
soient utiles & même nécessaires.
Mais la plûpart de ceux qui vivent sobrement, & qui ne s'appliquent qu'aux
choses de l'esprit, n'ont pas besoin
d'exercices de longue haleine, & qui
d'ailleurs consumeroient trop de tems.
Ils peuvent se contenter d'un quart
d'heure ou de demie-heure d'une sorte
d'exercice, qu'on peut prendre avant
le repas, sans sortir de sa chambre, &
qui est en usage chez les personnes les
plus graves, même chez quantité de
Prélats, & qui n'a rien d'indigne
d'eux. Il se fait de deux manières ;
l'une à prendre dans chaque main des
poids d'une livre, ou d'une livre &
demie chacun, & de se secouer les

bras de toutes fortes de fens , comme
fi l'on combattoit en l'air. L'autre
manière confifte à prendre des deux
mains un grand bâton , où il y ait à
chaque bout une livre , ou une livre
& demie de plomb, & laiffant entre
les deux mains un intervalle de quatre
pieds , fe fecouer les bras, comme
on vient de le dire , ou feulement au-
tour de foi. Rien n'exerce mieux les
mufcles de la poitrine & des épaules ,
& ne diffipe mieux les humeurs qui
embarraffent les jointures (1).

La vie fobre préferve des maladies
qui viennent de crudité & de corruption, & précautionne même contre

____

(1) Rien n'eft donc plus propre à dé-
laffer. La laffitude ne vient que d'humeurs
qui embarraffent les jointures & les mufcles,
& qui les empêchent de fe mouvoir dans
une entière liberté.

leurs caufes extérieures. Ceux dont le
corps eft pur & qui ont les humeurs
tempérées , ne font pas fi fujets à fe
trouver incommodés de la chaleur ,
du froid , de la fatigue , ni de rien de
femblable , que ceux qui font chargés
de mauvaifes humeurs ; & s'ils en reffentent quelqu'incommodité , ils en
font plus aifément & bien plutôt guéris. Il en eft de même quand on fe fait
quelque contufion , ou qu'on fe dé-
met , ou qu'on fe rompt quelques os. Il
ne fe jette point d'humeurs fur la même
partie offenfée , ou il ne s'y en jette
que très-peu ; & rien n'eft plus capable
d'en empêcher la guérifon , & de
caufer même de vives douleurs , & de
grandes inflammations , que lorfqu'il
s'y fait quelque dépôt. Notre Auteur
le prouve bien clairement par fa propre
expérience. La vie fobre préferve de

la peste. Tant que le corps est pur, on résiste plus aisément à un tel venin. C'est cette frugalité qui préserva *Socrate* de la peste, dont Athènes fut souvent ravagée.

La vie sobre guérit tous les maux qui peuvent se guérir, & adoucit les autres. On éprouve même tous les jours que l'esprit n'en est que plus en état d'agir. Les ulcères du poumon, les schirres du foye ou de la rate, la pierre qui se trouve quelquefois dans les reins ou dans d'autres parties, l'intempérie d'entrailles, quelqu'invétérée qu'elle pût être, & l'eût-on de naissance, les descentes, les autres accidens de cette nature, n'empêchent point de vivre long-tems, d'être toujours dans une parfaite sérénité d'esprit, & en état de s'appliquer à des choses qui n'ont point de rapport aux sens. Rien n'est plus capable d'irriter ces maux, & de faire mourir en peu de tems que l'intempérance. Mais les incommodités sont très - rares & très-aisées à supporter dans le cours d'une vie de régime.

CHAPITRE VI.
Que la Sobrieté fait vivre long-tems, & qu'elle rend l'esprit & le corps plus libres dans leurs opérations.

QUAND on a vécu sobrement, on meurt presque sans peine, & de pure défaillance de nature. Les anciens Pères, qui vivoient, les uns dans les Déserts, les autres dans des Monastères, ont vécu très-long-tems, quoiqu'ils vécussent très-durement. Leur extrême sobriété leur faisoit même trouver des délices dans une vie qui d'ailleurs n'é- toit rien moins que délicieuse. *S. Paul*, premier Hermite ; *S. Antoine* ; *S. Paph- nuce* ; *S. Siméon Stylite*, dont l'absti- nence & les travaux paroissent si fort au dessus de la nature humaine ; *S. Fran- çois de Paul* ; *S. Martin*, Archevêque de Tours ; *S. Augustin* ; *S. Rémy* (1) ; le vénérabl. *Bède*, & un grand nombre d'autres, même de notre siècle, & de l'un & l'autre sexe, dont il seroit trop long de rapporter les noms, ont vécu la plûpart de la manière du monde la plus austère ; ils n'ont pas

---

(1) Archevêque de Reims. De tels exemples sont d'autant plus admirables, que la vie en elle-même la plus laborieuse & la plus pénible, est celle d'un Evêque qui connoit ses devoirs, & qui sçait les remplir.

laissé de vivre , les uns au moins soixante-dix ans , d'autres quatre-vingt ,
d'autres cent , quelques autres même
jusqu'à cent vingt ans.

On ne sçauroit dire que ce n'ait pas
été par la force de la nature , mais par
un don surnaturel , que ces sortes de
personnes soient parvenus à un si grand
âge ; on en a vu trop d'exemples , à la
réserve de ceux qui sont morts d'accident. Il y a bien de l'apparence que
S. Jean l'Évangéliste , seul des Apôtres
qui ne soit point mort de mort violente , a du moins vécu cent ans.
S. Siméon en avoit cent vingt , quand
il souffrit le martyre. S. Denys l'Aréo-
pagite en avoit plus de cent , S. Jacques le plus jeune a vécu quatre-vingt
seize ans , quoique dans de continuels
jeûnes & dans une prière continuelle.
La longue vie n'est pas un don qui ne

D vj

soit réservé qu'aux Saints. Les Brach-
manes même chez les Indiens, ceux
des Turcs qui font profession de fuivre
exactement les fuperftitions de Maho-
met, & qui mènent une vie très abfti-
nente & très-auftère, ne doivent leur
grand âge qu'à leur grande frugalité.
« Les Efféniens, dit *Jofeph*, vivoient
» très long-tems; plufieurs d'entr'eux
» parvenoient à l'âge de cent ans par
» la fimplicité, & le bon régime de
» leur vie. Ils ne vivoient que de pain
» & de bouillie ». *Démocrite* & *Hypocrate* vécurent cent cinq ans, *Platon*
plus de quatre-vingt.

Enfin, quand l'Ecriture dit, que
l'homme prudent & fobre vivra long-
tems, elle parle en général de quicon-
que garde l'abftinence, & non pas des
Saints feulement. J'avoue néanmoins,
que les impies, principalement les ho-

micides & les blasphémateurs , ne vivent pas long - tems pour la plûpart ,
quelque tempérés d'ailleurs qu'ils puiffent être dans leur maniére de vivre.
La juftice de Dieu ne manque jamais
de les pourfuivre. Au moins ne meu-
rent-ils point de corruption d'humeurs ,
mais d'une mort violente. Pour revenir
aux intempérans , il eft certain qu'ils
ne fçauroient vivre long - tems. Rien
n'épuife tant les efprits & n'eft plus
capable d'affoiblir & de détruire la
nature.

Mais , dira-t-on , l'intempérance de
quelques - uns ne les empêche pas de
parvenir à l'âge le plus avancé. Ces
exemples font rares ; & d'ordinaire ces
fortes de perfonnes ne font pas d'un
tempérament bien robufte. La plûpart
de ceux qui mangent beaucoup meurent avant le tems ; & fi ceux qui

vivent sans règle vivoient d'une vie
réglée, leur vie en seroit sans doute &
plus longue & plus saine ; & ils seroient
plus en état de faire usage de ce qu'ils
peuvent avoir, & d'esprit & d'érudition Il n'est pas possible que ceux qui
ne vivent pas frugalement ne se remplissent de mauvaises humeurs, & ne
soient souvent attaqués de maladies ;
& que, sans faire tort à leur santé, ils
puissent s'appliquer long - tems à des
choses qui demandent quelque contention d'esprit. Toute la force de la
nature & des esprits doit être occupée
à la coction des alimens, & si l'on dé-
tourne avec violence ce que ces esprits
ont de vigueur, cette coction ne se
fera que très-imparfaitement, & ce
sera la source de beaucoup de crudités ;
la tête se remplit de vapeurs qui offus-
queront l'esprit, & causeront même

de la douleur, si l'on s'applique trop
fortement. Ces sortes de personnes
ont souvent besoin d'exercices corporels, ou des remèdes capables de dégager le corps ; & quelque long tems
qu'ils vivent c'est toujours peu, du
moins par rapport à l'esprit, & à ses
fonctions. La plûpart de leur vie est
employée à des besoins corporels.
C'est la chair qui devroit être l'esclave
de l'esprit ; c'est au contraire leur esprit
qui est l'esclave de leur chair. Une
telle vie convient - elle à un homme,
que la raison doit dominer, & qui
dans l'usage des choses sensibles, ne
doit avoir que des objets tous spirituels, & mortifier continuellement ses
sens & ses passions ?

Si ceux qui sont d'une complexion
délicate vivent de régime, ils sont bien
plus sûrs de vivre long - tems & en

santé, que ceux qui sont les plus robustes, & qui vivent dans l'intempérance. Ceux-là n'ont point de mauvaises humeurs, ou du moins en telle
abondance qu'elles puissent causer des
maladies; ceux-ci se remplissent nécessairement, dans le cours de quelques
années, de quantité d'humeurs, qui
se corrompent de plus en plus, & qui
deviennent des occasions de maladies
fâcheuses, & souvent mortelles. *Aris-
tote* raconte dans ses Problêmes, qu'un
certain Philosophe nommé *Hérodique*,
quoiqu'il fût d'un tempérament très-
foible, & qu'il fût même éthique,
avoit vécu cent ans, par le moyen
d'un bon régime. *Platon* en fait aussi
mention. *Galien* rapporte qu'il y avoit
de son tems un certain Philosophe, qui
avoit fait un Livre où il prétendoit
enseigner l'art de vivre sans vieillir,

jusqu'à l'âge le plus-avancé. *Galien*
prouve clairement que cette préten-
tion est vaine & chimérique. Ce Philosophe fait voir par sa propre expérience, que cet art lui avoit au moins
servi à prolonger sa vie. A l'âge de
quatre-vingt ans, où il étoit si épuisé
qu'il n'avoit plus que la peau & les os,
il trouva le moyen, par cet art, qui con-
sistoit uniquement dans un régime particulier, de vivre encore long-tems ; &
il ne mourut que d'éthisie & de langueur. « *Galien* rapporte encore que
» ceux qui ne sont point naturellement
» d'une complexion délicate, peuvent
» par le secours de ce même art parve-
» nir à l'âge le plus avancé dans une
» entière liberté de leurs sens, & même
» exempts de toute maladie & de
» toute douleur. Quoique je sois,
» ajoute-t-il, naturellement mal sain,

» & que ma profession ne m'ait pas
» pemis de vivre toujours d'un régime
» uniforme, depuis l'âge de vingt huit
» ans que j'ai mis cèt art en usage , je
» n'ai eu aucune maladie , ou tout au
» plus que quelque fièvre éphémère ,
» qui ne venoit que de fatigue «.

Ceux qui vivent de régime , non
seulement parviennent à l'âge le plus
avancé exempts de maladies & de douleurs, ils n'en ressentent pas même à
la mort; ils ne meurent que par une
simple dissolution, ou de pur épuisement d'humide radical , comme une
lampe qui ne s'éteint que faute d'huile.
Une lampe s'éteint , ou d'un souffle ,
ou avec de l'eau , ou manque d'alimens; la vie de l'homme est comme
une lampe qui peut s'éteindre , ou par
une violence étrangère , ou par une
abondance de mauvaises humeurs, ou

par un pur épuisement de l'humide
radical. La chaleur naturelle même n'est
que trop capable de s'épuiser par succession de tems ; & c'est ce qui se fait
par l'insensible transpiration , à - peu-
près comme de l'eau ou de l'huile par
le moyen du feu. Dans la première &
seconde manière , il se fait une grande
révolution dans la nature. Il n'est donc
pas possible que , pour peu que cela
dure , on n'en ressente de grandes
douleurs ; comment le tempérament
pourroit - il résister à des effets qui lui
sont si contraires ? C'est donc alors
avec violence que l'âme se dégage des
liens du corps ? Mais de la troisième
manière , on ne ressent aucunes douleurs , ou l'on n'en ressent que de très-
légères. Le tempérament se détruit lui-
même d'une manière insensible. L'humide radical & la chaleur naturelle ,

les deux premiers principes de la vie,
se confument peu-à-peu. A mefure
que diminue cet humide radical, la
chaleur diminue auffi, & dès que l'un
eft confumé, l'autre s'éteint comme
une lampe. C'eft de cette manière que
meurent prefque tous ceux qui vivent
de régime, à moins que ce ne foit de
mort violente. Ils fe préfervent, par la
diete, de tout ce qui pourroit détruire
avec violence leur humide radical,
ou étouffer leur chaleur naturelle.
Rien ne les empêche donc de vivre,
jufqu'à ce que ces deux premiers
principes de la vie foient confumés.
L'homme mourroit de la même manière, fi Dieu ceffoit de conferver
l'un avec l'autre.

Le cinquième avantage de la vie
fobre eft de rendre le corps léger,
agile, libre dans toutes fes fonctions,

& dans tous ses mouvemens. La pesanteur, l'accablement, la lenteur
dans les opérations naturelles, ne
viennent que d'humeurs qui s'emparent des jointures, & les affoiblissent par excès. On les évite par le
moyen de la diete: il se fait une bonne digestion; il s'en forme un sang
pur, & par conséquent des esprits
aussi purs que ce sang, & qui donnent
au corps tout ce qu'il peut avoir de
vigueur & d'agilité.

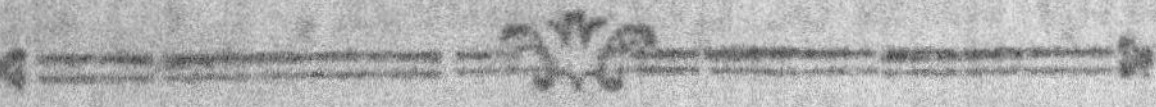

CHAPITRE VII.

Que la vie sobre donne de la vigueur aux sens.

NOUS avons rapporté cinq sortes
d'avantages de la sobriété par rapport
au corps: voyons présentement ceux

qui se rapportent à l'esprit. Ils peuvent de même se réduire à cinq sortes.

La vie sobre donne de la vigueur à l'esprit, dès qu'elle en donne aux sens extérieurs. La vue s'affoiblit avec l'âge ; des humeurs superflues & des vapeurs s'emparent des nerfs optiques, & ne permettent pas aux esprits d'y avoir un cours entièrement libre. La vie sobre prévient un tel inconvénient ; on y remédie de beaucoup par l'abstinence des choses trop grasses, de vins trop forts & trop fumeux, (1) de

---

(1) Il ne s'ensuit pas que le cidre soit plus sain, quand il est fait avec plus d'eau que ce qu'il en faut pour le faire ; l'expérience prouve le contraire. Cette épaisseur dépend de la qualité du fruit. D'ailleurs, si on le trouve trop fort, on y peut mettre de l'eau, mais seulement quand on en veut boire.

cidre trop épais, ou de boissons com-
posées d'herbes aromatiques.

La surdité ne vient non plus que
d'une abondance de mauvaises humeurs. On y peut remédier par le
moyen de certains remèdes, à moins
que le mal ne soit invétéré & trop
enraciné : mais la vie sobre en est le
préservatif.

Le goût ne se gâte que lorsque son
organe est rempli d'humeurs, ou bilieuses, ou acides, ou salées, & qui
font que tout ce qu'on prend, paroît
ou amer, ou acide, ou salé.

La diete fait trouver plus de goût
& même plus de plaisir aux alimens
communs & au pain sec, que les intempérans n'en trouvent aux mets les
plus délicats, & les mieux assaisonnés.
Dès que l'on s'est purgé de ces mauvaises humeurs qui gâtoient l'estomac

& qui caufoient du dégoût , l'appétit revient , & fait que l'on trouve dans les alimens , le vrai goût & le vrai plaifir que l'on doit y trouver. C'eft par le même moyen que l'on conferve les autres fens.

Ce n'eft pas qu'un grand âge ne foit tout feul que trop capable d'affoiblir la vigueur des fens , principalement de la vue & de l'ouïe , il s'en faut peu même qu'il ne les détruife entièrement. La bonne conftitution des organes , auffi bien que des autres parties , fe détruit peu-à-peu , à mefure que l'humide radical & la chaleur naturelle fe confument. Les fenfations ne font plus fi vives , les conduits & les pores font rempli d'une pituite froide , qui eft un fort grand obftacle aux opérations de l'âme. Un grand âge rend fujet à quantité de crudités. La
vieilleffe

vieillesse n'est que froideur & séche-
resse de tempérament , causées par
l'épuisement de l'humide radical & de
la chaleur naturelle , & nécessairement
suivies d'une abondance de pituite
froide répandue par tout le corps.

CHAPITRE VIII.
Que la vie sobre adoucit les passions.

LE second avantage de la vie sobre,
par rapport à l'âme , est de réprimer &
d'affoiblir ses inclinations ou ses passions. Cela seul ne rendroit-il pas cette
manière de vie estimable ? Est-il rien
de plus honteux que d'être l'esclave
& le jouet de sa colère , de son intempérance , de toutes les saillies , de tous
les emportemens de son imagination ;
que de se répandre d'une impétuosité

E

aveugle dans une infâme crapule , &
dans d'autres excès encore bien plus
infâmes? Est-il rien de plus indigne
que des excès si contraires à la vertu ,
si nuisibles à la santé , & même si in-
compatibles avec l'honneur du monde?
La vie sobre remédie aisément à ces
maux : elle ôte une partie des humeurs
qui les causent , & elle corrige l'autre.
Les Médecins , les Philosophes , &
l'expérience nous apprennent tous les
jours que les humeurs sont en partie la
cause de telles passions.

Ceux qui sont trop chargés ou de
bile ou d'humeurs bilieuses , sont ordinairement emportés & impétueux ;
ceux qui le sont d'humeurs mélancoliques sont à la première occasion
accablés de tristesse , ou saisis de
crainte. Si ces humeurs s'enflâment
dans le cerveau , elles causent la phré-

néſie & la folie. S'il s'attache quelque humeur acide aux membranes de l'eſtomac, elle cauſe une faim continuelle, & fait que l'on dévore plutôt que l'on ne mange. Si le ſang eſt trop abondant, ou trop bouillant, on en reſſent, d'une manière plus vive, les pointes de la concupiſcence, principalement à l'occaſion des objets qui ne ſont que trop capables de l'irriter. La raiſon en eſt que l'eſprit eſt ſouvent la dupe de l'imagination : & les images qu'elle ſe forme ſont preſque toujours conformes à la diſpoſition du corps & aux humeurs qui y dominent. Les ſonges des bilieux ſont de feux, d'incendies, de guerres, de meurtres : ceux des mélancoliques, de ténèbres, d'enterremens, de ſépulchres, de ſpectres, de fuites, de foſſes, de toutes choſes triſtes : ceux des pituiteux, de lacs,

de fleuves, d'inondations, de naufra-
ges : ceux des sanguins, de vols d'oi-
seaux, de courses, de festins, de
concerts, de choses même que l'on
n'ose nommer. Les songes ne sont que
des impressions de l'imagination, quand
les autres sens sont assoupis. L'imagination représente d'ordinaire, même
pendant que l'on veille, des images
qui ont rapport aux humeurs qui dominent, principalement à l'occasion
du premier objet qui se présente,
avant que la raison règle l'impression
qu'il est capable de faire sur l'âme.
C'est donc l'excès de ces humeurs qui
cause tant de désordres. Comme la
bile est une humeur très-âcre & très-
contraire à la nature, elle représente
à l'imagination, comme quelque chose
de préjudiciable, quoique ce soit qui
puisse déplaire dans les discours ou dans

les actions des autres. Et comme cette humeur est ardente & impétueuse, l'impression qu'elle fait est vive & forte: on veut repousser promptement ce qui fait de la peine, & s'en venger au plutôt. L'humeur mélancolique est pesante, froide, seche, assoupissante, acide, noire, de nature à resserrer le cœur : elle est cause que l'on se forme de tout, des idées fâcheuses, tristes, sombres ; & comme elle est froide, pesante, d'une nature contraire à la bile, elle n'inspire que la crainte, la fuite, la lenteur. La pituite est humide & froide ; c'est ce qui rend l'imagination tardive, languissante, sans vigueur, sans vivacité, sans gaieté. La bile rend donc un homme téméraire, audacieux, de mauvaise humeur, sujet à se fâcher de tout, querelleur, impétueux, toujours prêt à jurer, à faire

E iij

des imprécations, à crier, à tempêter.
C'est l'origine de tant de querelles, de
batteries, de meurtres parmi les hommes. Ceux même de ces désordres que
l'on attribue à l'yvresse ne viennent
d'ordinaire que d'une bile, dont le vin
ne fait qu'augmenter & enflammer la
fureur. La mélancolie rend les hommes
tristes, pusillanimes, craintifs, enne-
mis de la société, rêveurs, sujets même
au désespoir. Et comme la bile tant
soit peu échauffée, empêche l'esprit de
juger sainement, la mélancolie envoye
presque toujours des vapeurs noires au
cœur & à la tête. La pituite rend les
hommes lents, languissans, assoupis,
craintifs, sujets à l'oubli, enfin peu
propres aux grandes choses. Quoique
cette humeur ne soit pas un si grand
obstacle aux fonctions corporelles que
la bile & la mélancolie, c'en est un des

plus grands aux fonctions de l'âme. La froideur de cette humeur affoiblit la vigueur des esprits, & humecte par excès le cerveau & les conduits de ces mêmes esprits.

La vie sobre remédie à la plûpart de ces maux; elle diminue peu-à-peu les mauvaises humeurs. Ce n'est pa que la nature, principalement aidée de certains remèdes, ne puisse beaucoup y contribuer. Enfin le témpérament du corps ne se rétablit que lorsque le sang est pur & tempéré. La vie sobre rend les hommes affables, doux, complaisans, de belle humeur, de bon commerce, modérés en toutes choses. Un suc naturellement doux rend les inclinations & les humeurs aussi douces; & un mauvais suc, tel que la bile & la mélancolie, principalement si elle est trop abondante, rend les

E iv.

mœurs & les inclinations insupporta-
bles. Et ce qui mérite d'être remarqué,
c'est que si les mauvaises humeurs irritent les passions , & même les font
naître, les passions à leur tour, par une
certaine convenance , enflamment &
fortifient ces mauvaises humeurs, qui,
enflammées & fortifiées augmentent
encore de nouveau , & fortifient ces
mêmes passions. C'est ce qui paroît
dans ceux en qui la bile domine : dès
que la moindre chose qui les choque
se présente à leur imagination remplie
de vapeurs bilieuses , ils s'emportent.
Ce tempérament irrite les esprits & la
bile : cette bile irritée représente à leur
imagination d'une manière plus vive
& plus forte , l'injure qu'ils croyent
avoir reçue : elle leur paroît alors bien
plus grande qu'auparavant ; & par-là,
cet emportement même s'augmente &

se fortifie. Aussi passe-t-on quelquefois de la colère à la fureur, pour peu
que l'on s'entretienne de l'idée de cette
injure. Il ne faut donc point faire d'attention aux injures qu'on a reçues.
Ce seroit un bien pour le corps, aussi-
bien que pour l'âme. L'humeur mélan-
colique ne seroit toute seule que trop
capable de faire imaginer des choses
tristes. La tristesse resserre le cœur; souvent même elle pousse au désespoir,
& à de terribles extrémités.

<hr>

CHAPITRE IX.
Que la vie sobre conserve la mémoire.

LE troisième avantage de la vie
sobre par rapport à l'âme, est de conserver la mémoire. L'humeur froide
qui s'empare du cerveau, sur - tout

E v.

lorsqu'on vit d'une vie intempérante, ou qu'on est avancé en âge, fait d'ordinaire beaucoup de tort à la mémoire. Cette humeur cause des obstructions dans les conduits les plus serrés des esprits ; elle assoupit ces esprits eux-mêmes. Les idées en sont plus lentes, plus languissantes, plus sujettes à s'évanouir. Souvent au milieu du discours elles s'évanouissent tellement, qu'on ne sçait plus ce qu'on vient de dire, ou de quoi l'on vient de parler ; on demande à la Compagnie sur quoi l'on en étoit. C'est ce qui peut arriver de trois manières. Premièrement, lorsqu'une humeur pituiteuse intercepte tout-à-coup ce qu'elle trouve en son chemin d'esprits dont l'imagination se sert pour toutes ses opérations ; cette interception fait cesser l'idée de la chose conçue, & par conséquent en

fait cesser le souvenir. Secondement,
lorsque les idées ont été languissantes,
& qu'on n'y a point réfléchi ; & l'idée
de quoi que ce soit, qui n'est point
suivie de réflexion, ne peut laisser de
vestige capable d'en conserver le souvenir. Troisiemement, le défaut de
mémoire peut venir de la part des
esprits. Quoique le vestige soit en
quelque manière suffisant, il arrive
souvent que, parce que les esprits
sont, ou épuisés, ou impurs, ou assoupis, ou trop vifs, nous ne pouvons
nous servir suffisamment de ce vestige
pour rappeller nos idées. Il arrive
même quelquefois qu'on perd entièrement la mémoire, lorsqu'une trop
grande quantité de pituite froide cause
des obstructions dans les conduits du
cerveau les plus étroits ; en assoupit
les esprits ; humecte & refroidit par

excès toute la substance du cerveau.

On peut aisément se préserver ou se guérir de tous ces maux par un genre de vie sobre & convenable; mais il faut sur-tout s'abstenir de toute boisson trop forte & trop fumeuse, ou n'en prendre que très-peu. Quoique le vin soit naturellement chaud, cependant si l'on en boit souvent avec excès, il engendre des maladies froides, des fluxions, des toux, des rhumes, la goutte, l'apoplexie, la paralysie. La tête se remplit de vapeurs; ces vapeurs s'y condensent en une pituite froide qui cause tous ces maux. Il faut s'abstenir même de tout aliment trop humide, & vivre le plus qu'il se peut de choses sèches de leur nature, pour prévenir, ou dissiper les humeurs superflues, & les obstructions qui en naissent; pour dégager les conduits

des esprits, & rendre ces esprits plus
subtils & plus propres aux opérations
de l'âme (1). Le cerveau reprend
par-là son tempérament naturel, & en
devient plus propre lui-même aux
opérations de la mémoire & de l'imagination.

CHAPITRE X.
Que la sobriété donne de la vigueur à l'esprit.

LE quatrième avantage de la vie
sobre, est de donner de la vigueur à
l'esprit pour ses opérations naturelles
ou surnaturelles. Ceux qui vivent dans
l'abstinence, sont vigilans, circons-
pects, prévoyans, de bon conseil,
d'un jugement droit. S'agit-il de scien-

____

(1) Cela ne regarde que ceux qui sont
d'un tempérament trop humide.

ces , même les plus abstraites ? Ils
n'ont pas de peine à y exceller. S'agit-
il de prière , de méditation , de contemplation ? Ils s'en acquittent sans
répugnance, avec beaucoup de facilité
& de plaisir. Quelque tempérans que
fussent les anciens Pères, ils n'en étoient
pas moins dans une continuelle vigueur
d'esprit ; ils n'en passoient pas moins
les nuits entières dans la prière , dans
la méditation des choses divines; &
leur âme y trouvoit une si grande
consolation , que dans ces momens de
silence , ils croyoient jouir de cette
félicité qui les attendoit dans le céleste
séjour. Ils ne s'appercevoient point de
la durée du tems. C'est principalement
par la frugalité de leur vie qu'ils sont
parvenus à une si parfaite santé. La vie
sobre est la voie la plus sûre pour parvenir au comble de la sagesse & des vertus

chrétiennes. On ne peut même sans le secours de la sobriété, faire de grands progrès dans les sciences, ni à plus forte
raison des découvertes, dont on puisse
faire part à ses contemporains. La tempérance est donc avantageuse, & par
rapport aux choses humaines, & par
rapport aux choses divines. La sobriété,
dit *Cassien*, est comme la base & le
fondement de toutes ces choses. Tous
les Saints qui ont voulu bâtir la tour
sublime de la perfection chrétienne,
ont commencé par cette vertu.

C'est ce qui ne laisse pas d'être vrai,
quoique la foi soit le fondement de
toutes les autres vertus, & par conséquent de tout édifice spirituel. La
foi est bien le fondement intérieur &
le premier principe sur quoi toutes les
autres vertus sont immédiattement
appuyées; mais l'abstinence est le fon-

dement extérieur, & qui sert à seconder l'autre. Elle eloigne les obstacles à l'usage de la foi, & aux opérations de l'entendement; & comme l'abstinence écarte ce qui les rend difficiles, désagréables, pénibles, elle leur donne lieu en même tems d'être nettes, faciles, agréables. Tout progrès spirituel dépend premièrement de l'usage de l'esprit, & de la foi qui y réside. Nous ne pouvons ni aimer quelque bien que ce soit, ni haïr quelque mal que ce puisse être, que l'entendement ne nous le représente comme digne d'amour ou de haine. Ceux qui ont reçu de Dieu le don de ne jamais perdre de vue les choses célestes & divines, comme l'ont reçu les Apôtres, & plusieurs hommes apostoliques, n'auront pas de peine à mépriser toutes les choses terrestres, s'élever à un sublime

degré de sainteté & de mérites, &
enfin à obtenir dans le Ciel la couronne
de gloire. La volonté se conforme
sans peine au jugement de l'intelligence, quand l'intelligence lui propose un objet, non en passant, mais
d'une manière vive & continuelle.
C'est ce qui fait voir clairement que ce
qui est un obstacle aux opérations de
l'esprit, ou qui les obscurcit, ou qui
les rend difficiles ou pénibles, est
cause la plûpart du tems qu'on ne
parvient à un éminent degré de perfection, ni en science, ni en piété, ni
en sainteté de vie ; & que ce qui rend
les opérations de l'esprit aisées, libres,
nettes, agréables, rend l'homme propre à s'appliquer aisément, & avec
plaisir, aux choses spirituelles, & le
rend capable d'atteindre à un degré
éminent de sagesse & de sainteté.

Si donc la sobriété facilite les actions de l'esprit, & les rend agréables, c'est avec raison qu'on la nomme le second fondement de la sagesse, & de tout progrès spirituel. On a fait voir plus haut de quelle manière cela se fait.

Quelles sont les choses qui empêchent la spéculation, ou du moins qui la rendent difficile ? Une trop grande humidité de cerveau ; une abondance de fumées & de vapeurs noires ; une obstruction des organes, dont l'esprit même dépend dans quelques-unes de ses opérations ; une trop grande quantité de sang, ou de bile trop recuite, qui envoyent à la tête des vapeurs mélancoliques qui s'emparent du cerveau. La vie sobre prévient tous ces inconvéniens ; elle les surmonte même & les corrige peu-à-peu avec le se-

cours de quelques remèdes, s'il en est
besoin, sur-tout dès le commencement, & avant que le mal soit invétéré. Mais si la pituite ou la mélancolie
se sont emparées du cerveau, elles
conduisent à la folie, ou du moins à
la stupidité ; de tels maux sont incurables. La vie sobre nous rend propres
à la spéculation ; comme le sang en est
plus pur, les esprits en sont plus tempérés, & si l'intempérance a rendu le
cerveau trop humide, ou trop froid,
ou trop sec, ou trop chaud, la diete
le rétablit peu - à - peu dans l'état où il
doit être.

Cet avantage de la vie sobre est
extrêmement estimable. Qu'y a-t-il de
plus à souhaiter pour un Chrétien, &
principalement pour un Religieux,
que d'avoir dans l'âge, même le plus
avancé, un esprit sain ; que d'être de

bonne humeur ; que de se sentir dans une entière liberté, pour toutes ses fonctions ? Est-il rien de plus agréable, & de plus avantageux à l'âme ? Alors l'expérience d'un long âge fait connoître plus clairement que le Monde n'a rien que de vain, de vil, de méprisable. Nous avons, & plus de dégoût pour les choses de la terre, & plus de goût pour celles du Ciel. Nous ne perdons point de vue les choses à-venir, & qui sont à tout moment sur le point d'arriver. Pour nous y préparer dignement, tout ce que nous avons de connoissances acquises depuis l'usage de la raison nous est d'un grand secours, & nous en recueillons les agréables fruits. Après avoir calmé les passions de notre âme & leurs troubles, nous pourrons nous appliquer avec beaucoup de plaisir & de facilité à la

prière, à la méditation des choses divines, à la lecture de l'Ecriture sainte
& des Pères de l'Eglise ; repasser continuellement quelque chose de pieux
dans notre esprit ; y rappeller, selon
la coutume des SS. Pères, quelque
Sentence émanée de la bouche de
Dieu même ; réciter dignement les
prières canoniques ; offrir le saint Sacrifice de nos Autels avec beaucoup
de respect & de piété. On ne sçauroit
dire avec quelle prodigieuse facilité,
quel plaisir, quelle consolation d'esprit, ceux qui sont sobres, ont coutume, nonobstant même leur grand
âge, de s'acquitter de toutes ces fonctions, & de quel mérite elles sont
pour le Ciel.

Tel est mon principal motif dans
cet écrit. Je ne propose à ceux qui
ont de la piété, & principalement aux

Religieux, les avantages d'un aussi
grand bien que celui de vivre long-
tems en santé, que comme un moyen
de servir Dieu avec plus de facilité &
de joie ; de se rendre l'esprit plus
propre à recevoir les inspirations &
les lumières divines, & pour leur donner lieu par là de s'amasser de grands
trésors de bonnes œuvres. Qu'y a-
t-il de plus inutile & de plus méprisable qu'une vie plus conforme au
Monde qu'à Dieu, & où l'on ne suit
que la vanité, l'ambition & le plaisir ?
Mais qu'y a-t-il au contraire de plus
utile & de plus estimable que de vivre
long-tems, lorsqu'on ne vit que pour
Dieu ? La vie sobre a la vertu de
rendre l'esprit & le corps propres à
remplir leurs devoirs à l'égard de
Dieu & du Monde. Mais la piété qui
consiste dans la seule envie de plaire à

Dieu, doit être le principal motif de la sobriété. Le seul plaisir d'une si digne vie ne devroit-il pas suffire pour nous y engager, en attendant Celui dont le prix est infini, aussi bien que la durée.

CHAPITRE XI.

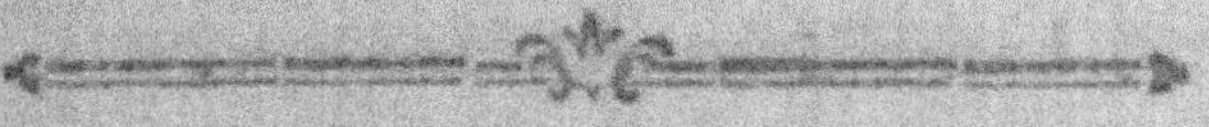

Que la vie sobre émousse les pointes de la concupiscence, & qu'elle en éteint même les feux.

L E cinquième avantage de la vie sobre est de modérer l'impétuosité de la concupiscence, de surmonter les tentations de la chair, & de procurer un grand calme & à l'âme & au corps. C'est ce qui a fait dire à un certain Auteur, *que sans Cérès & sans Bacchus, Vénus ne fait que languir.*

Tous ceux même qui se sont signalés par leur sainteté, se sont servis de la témpérance, comme d'un remède contre les atteintes de la concupiscence.

Après la grace de Dieu, c'est le remède le plus efficace contre un tel mal. La sobriété en soustrait la matière, la cause mouvante & la cause excitante. J'en nomme la matière, l'abondance de celle dont les enfans sont formés dans le sein de leur mère ; la cause mouvante, l'abondance des esprits qui mettent cette matière en mouvement, & la cause excitante, les images des choses que la pudeur ne permet pas de nommer. Ces images excitent premièrement l'ardeur de la concupiscence : elles poussent aussi-tôt les esprits à mettre en mouvement ce qui en est la matière ; & cette impression devient si vive, que si la volonté

ne

ne la réprime, le mal s'accomplit entièrement. Le principal combat que le
Chrétien ait à soutenir, sur-tout à la
fleur de l'âge, & tant que la nature
est encore dans toute sa vigueur,
consiste à faire tous ses efforts pour
vaincre cette concupiscence.

La sobriété en souſtrait donc la
matière & la cauſe mouvante. S'il y
a trop de cette matière dont on vient
de parler, la vie ſobre en diminue
peu-à-peu la quantité & la chaleur;
elle diminue de même la chaleur &
la quantité des eſprits, par une abſtinence d'alimens trop chauds & trop
venteux, & de vin, ou de cidre
trop fort, juſqu'à ce qu'on en ſoit
venu à une juſte médiocrité. Et quand
cette matière & les eſprits capables de
la mettre en mouvement ſont tempérés, les images dangereuſes ceſſent

F

d'elles-mêmes de se présenter; ou si elles se présentent encore, nous les chassons aisément; à moins que Dieu ne permette que le démon nous les suggère, afin de nous humilier. Ceux qui vivent sobrement, sont la plûpart exempts de ces sortes d'imaginations & de tentations, ou n'en sont que fort rarement tourmentés. La sobriété les empêche aisément de naître. Elle ne permet de manger ou de boire que ce qu'il faut pour nourrir le corps. La quantité des alimens ne doit pas se mesurer sur l'appétit, qui n'est capable que de séduire, mais sur la raison, qui ne considère là-dessus que ce qui convient au corps & à l'esprit.

Si l'appétit n'est capable que de séduire, c'est pour les quatre raisons que nous en avons fait voir plus haut, & que nous nous pouvons réduire à deux.

La première est, que c'est pour la conservation de chaque animal particulier, & même de son espèce, que la
Nature a donné l'appétit à l'homme,
& l'instinct aux autres animaux, pour
le boire & le manger. La raison apprend donc à ceux qui veulent vivre
avec chasteté & exempts des aiguil-
lons de la concupiscence, à ne suivre
leur appétit qu'autant qu'il faut pour
soutenir le corps. Si l'on s'en tient - là
précisément, il n'y aura point trop
de cette matière, dont on vient
de parler, & encore moins d'ai-
guillons de la concupiscence. Cette
matière est le superflu des alimens.
Dès qu'on n'en prend donc que ce
qu'il en faut pour la nourriture, il n'y
a plus ou presque plus de superflu. Ce
qui prouve d'ailleurs qu'on n'est que
trop souvent la dupe de son appétit,

F ij

c'est que souvent on desire bien plus qu'il ne convient au soutien du corps, & à sa propagation. Ce desir vient d'une mauvaise disposition de l'esto-mac, comme dans la faim canine, & lorsqu'il s'est attaché aux membranes de l'estomac quelqu'humeur mélan-colique, ou à cause des différentes manières d'assaisonner les viandes, qui continuellement réveillent le goût, & irritent l'intempérance, & par leur variété, & par leur différente saveur. Tous ceux donc qui veulent vivre d'une vie sobre & chaste, tous ceux même qui ont soin de leur santé, ne peuvent éviter avec trop de soin une telle diversité de viandes & d'assaison-nemens. C'est ce qu'enseignent tous les Médecins, comme nous l'avons dit plus haut.

On peut voir clairement par toutes

ces choses, que pour dompter la concupiscence , la vie sobre a beaucoup
plus de force que les mortifications
du corps , les cilices , les haires , les
disciplines , le travail des mains. Ces
choses ne nous mortifient que superfi-
ciellement ; elles ne vont point jusqu'à
la cause du mal , qui est caché au dedans. L'abstinence ramène le tempérament à une juste médiocrité. Ce qu'on
vient de dire mérite bien qu'on y fasse
quelqu'attention.

Nous avons traité jusqu'ici des
avantages de la sobriété , & nous
pourrions les prouver par tout ce que
les SS. Péres en ont dit. Mais pour
abréger , je ne citerai à ce sujet que
saint Chrysostome. « Le jeûne , dit-il ,
» nous rend en quelque manière tout
» spirituels, comme de pures intelli-
» gences ; il nous donne du mépris

» pour les choſes préſentes ; c'eſt une
» école de prières ; il ſert de nourriture
» à l'âme, de frein à la langue & aux
» lèvres, d'adouciſſement à la concu-
» piſcence ; il appaiſe la colère ; il
» calme les fougues de la nature ; il
» réveille la raiſon ; il rend les idées
» nettes & vives ; il rend le corps
» diſpos ; il préſerve des illuſions de la
» nuit ; il guérit les maux de tête ; il
» rend la vue claire & diſtincte. Ceux
» qui jeûnent ont un air ſage & grave,
» une langue libre & dégagée ; ils
» penſent juſte &c. ». Voyez encore
ce que dit ailleurs ce même Père. On
peut lire quantité de choſes ſemblables
dans *S. Baſile*, *S. Ambroiſe*, *S. Cy-
prien* & pluſieurs autres.

CHAPITRE XII.

Que la vie sobre n'a rien de fâ-
cheux, & que l'intempérance
cause de très-grands maux.

MAIS, dira-t-on, c'est quelque
chose de bien incommode qu'une telle
frugalité de vie, qui oblige de rester
toûjours sur son appétit. Ne seroit-il
pas plus avantageux de vivre moins,
que de vivre d'une telle manière ? Et
ne pourroit-on point appliquer à ceci
cette repartie d'un homme qui ne
vouloit pas qu'on lui coupât la jambe.
La vie, dit-il, n'est pas digne d'être
achetée au prix d'une si grande douleur.

Il faut convenir que d'abord il y a
quelque sorte de peine à cause d'une
habitude contraire, & que la capacité

F iv

de l'estomac est plus grande. Mais cette peine diminue peu-à-peu, & à la fin elle ne subsiste plus. Il ne faut pas passer tout d'un coup d'un excès à l'autre, mais retrancher chaque jour quelque chose, jusqu'à ce qu'on en soit venu à une juste mesure, comme *Hypocrate* l'enseigne souvent. Par-là l'estomac se resserre peu-à-peu & sans peine, & n'a plus cette avidité qu'il avoit auparavant. Dès que l'estomac est réduit à une juste capacité, il n'y a plus rien de fâcheux dans la vie sobre. Cette quantité, quelque juste qu'elle paroisse, répond parfaitement aux forces de cette capacité nouvelle. La plûpart de ceux qui sont accoutumés à déjeûner, & qui ont de la peine à s'en passer au commencement du Carême, s'en passent ensuite sans peine. Plusieurs même se trouvent si bien de ne point déjeûner , qu'ils voudroient ne déjeûner jamais. D'autres éprouvent la même chose quand ils ne soupent pas. De même , pour peu d'usage que l'on ait de s'abstenir de certains alimens , sur-tout peu salutaires, on s'en abstient sans peine , quelque goût même qu'on y eût auparavant. Il est donc faux qu'il y ait tant de peine à rester sur son appétit. Mais quand même cela seroit , ce qui cependant n'est pas , une telle peine ne seroit-elle pas assez dignement compensée ? La tempérance chasse les maladies ; elle rend le corps agile, sain, pur , exempt de toute mauvaise odeur. La vie sobre fait vivre long tems ; elle rend le sommeil doux & tranquile ; elle fait trouver agréables les mets les plus communs ; elle donne de la vigueur aux sens & à la mémoire, de la péné-

E v

tration & de la netteté à l'esprit ; elle
le rend même capable de recevoir les
lumières divines ; elle calme les paffions ; elle bannit la colère & la trif-
teffe ; elle abat l'impétuofité de la
concupifcence ; elle remplit l'âme &
le corps d'une infinité de biens ; elle
produit même une fage gaîté ; enfin,
une telle vertu eft comme l'âme de
toutes les autres.

L'intempérance tout au contraire
fait acheter bien cher ce plaifir fi court
& fi borné , qu'elle caufe dans le
boire & le manger. Elle charge l'efto-
mac ; elle caufe une infinité de maux ;
elle rend le corps fale , de mauvaife
odeur , dégoûtant , plein de pituite &
d'excrémens ; elle enflamme la concupifcence ; elle rend l'âme efclave des
fens ; elle affoiblit les fenfations ; elle
altère la mémoire ; elle rend les idées

obscures ; elle rend l'esprit & le cœur
pesans & peu propres, l'un aux sciences, l'autre à la prière. On en a, sans
doute, & moins de lumières, & moins
de piété. Quelle étrange sorte de bien
est-ce donc que ce qui cause tant de
maux ? Le plaisir du boire & du manger ne dure que quelques momens ;
on ne le ressent que pendant que l'on
mange, & qu'on boit, & que ce que
l'on boit ou ce qu'on mange passe dans
l'estomac Qu'un tel plaisir est de soi-
même, & vil & méprisable ! Nous
l'avons de commun avec les bêtes,
& il ne flatte que quelques parties du
corps, la langue, le palais, le gosier.
C'est cependant pour un tel plaisir que
l'on souffre tous les maux qui en sont
une suite nécessaire. La seule crainte
de se priver d'un plaisir si funeste fait
toute la difficulté de vivre sobrement,

F vj

S'il n'y avoit aucun plaisir à boire & à
manger , il n'y auroit aucune peine à
n'y point passer les bornes du simple
nécessaire. Ce plaisir, encore une fois,
tout vil & tout borné qu'il est , est le
seul prétendu bien qui se trouve dans
l'intempérance. Quelle indignité n'est-
ce donc point à l'homme de se rendre
l'esclave d'un si méprisable plaisir , &
de l'acheter au prix même de sa santé.

Si les personnes sages , sur-tout les
gens d'Eglise , & qui sont consacrés
aux seules choses spirituelles & divines , examinent avec soin ce que l'on
vient de dire , & qu'ils ne se contentent pas d'un examen stérile , il est impossible qu'ils ne trouvent plus de
plaisir & de facilité à vivre d'une vie
sobre que d'une vie intempérante.
Nous rougirons de la foiblesse de notre
âme de s'être rendue l'esclave de ses

sens. Comment peut-elle s'assujétir à un si dur empire, & d'une manière si servile ! Comment ne pouvoir résister à des charmes aussi bornés que méprisables ! Qu'y a - t - il de plus honteux que d'être l'esclave de sa bouche ! Qu'y a-t-il de plus insensé que de renoncer à tous les biens de l'esprit & du corps, que nous apporte la sainte sobriété, pour un aussi petit plaisir que celui du boire & du manger, & que de s'exposer à toutes les incommodités & à tous les maux dont l'intempérance nous accable ! Misérable sort des Mortels, d'être sujets à quelque chose de si vain & de si frivole, aux ténèbres d'un tel aveuglement, & à de telles erreurs ; & que leur esprit soit le jouet d'un bien qui n'est qu'imaginaire, non plus que ceux dont on ne jouit qu'en songe !

Nous nous contenterons de ce que

nous venons de dire de la sobriété ;
comme la voie la plus sûre & la plus
aisée pour parvenir à la santé du corps,
& à la vigueur de l'esprit, pour les
conserver même dans l'âge le plus
avancé, & pour procurer à l'esprit
& au corps des biens très - grands
& très-convenables à chacun. Je prie
Dieu de toutes mes forces que cet écrit
leur soit salutaire. Je le finirai par ce
passage de *S. Paul* : « Mes Frères,
» soyez sobres & vigilans ; le diable,
» votre ennemi, tourne sans cesse au-
» tour de vous, comme un lion ru-
» gissant. Il ne cherche qu'à vous
» dévorer ; fortifiez-vous dans la foi,
» pour pouvoir lui résister. » La
vie sobre est donc d'un grand secours,
non-seulement pour surmonter tous
les vices, mais encore pour s'élever
au comble de toutes les vertus.

Fin du Traité de Lessius.

DE LA VIE

SOBRE

ET RÉGLÉE,

OU

L'ART DE VIVRE LONGTEMS
DANS UNE PARFAITE
SANTÉ.

Traduit de l'Italien de LOUIS
CORNARO, Noble Vénitien.

NOUVELLE ÉDITION.

*Augmentée de la manière de corriger un
mauvais tempérament ; de jouir d'une
félicité parfaite jusqu'à l'age le plus
avancé, & de ne mourir que par la
consommation de l'humide radical
usé par une extrême vieillesse.*

AVERTISSEMENT.

JE crois faire un présent utile au Public, en lui donnant quatre Discours d'un illustre Vieillard, dont la postérité tient un rang considérable à Venise. Cardan, Bacon, & M. de Thou parlent de *Louis Cornaro*, & du régime qui, malgré sa foible constitution, le fit parvenir à une extrême vieillesse. Il y a peu de Nations en Europe qui n'ayent ce petit Livre en leur Langue. Nous en avons un, imprimé à Paris en 1647 ; mais outre qu'il n'est pas complet, le style en est si dur, & les exemplaires si rares, qu'on n'a pu refuser une traduction nouvelle au mérite de l'original. Elle doit être bien reçue par tous ceux qui aiment la vie ; & fi ses maximes paroiffent bizarres à ceux qui n'aiment que le plaifir, la lecture de cet Ouvrage ne laiffera pas de les amufer agréablement.

Il eft à remarquer, comme une chofe digne d'admiration, que ce bon Vieillard écrivit fon premier Traité à l'âge de 83 ans, le fecond à 86, le troifième à 91, & le quatrième à 95. On ne trouva pas moins de bon fens, de force & de netteté dans le quatrième que dans le premier de fes Difcours. Au refte, il n'eft pas furprenant, qu'attribuant à la Sobriété un efprit fain & un corps fans infirmité dans un âge où ces avantages font rares, & qu'il pofféda néanmoins jufqu'à l'âge de cent ans, il ait voulu fe

donner pour exemple de l'utilité
de la vie réglée.

Toutefois il faut être attentif
au conseil qu'il nous donne de
ne pas outrer la diete, & de
régler sur notre tempérament la
quantité & le choix de nos alimens. Dans de certains climats,
à certain âge, & dans l'habitude
d'un exercice fort actif, on auroit tort de manger aussi peu que
ce frugal Vénitien. Les maladies
d'épuisement sont plus dangereuses & plus difficiles à guérir,
que celles qui viennent de réplétion. Avant que de se mettre
en règle sur des maximes si aus-
tères, il faut commencer par se
bien connoître.

Ainsi les gens de bonne chère
ne doivent point être effrayés
en se représentant Cornaro, la
balance à la main, pesant tout

ce qu'il mangeoit. Comme on peut faire son salut sans être Chartreux, on peut aussi vivre long-tems, & conserver sa santé, sans s'assujétir à une exactitude qui n'est pas absolument nécessaire, & dont peu de gens sont capables.

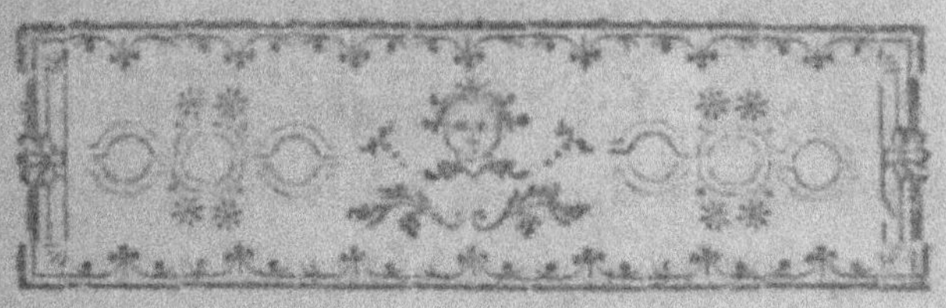

DE LA VIE
SOBRE
ET RÉGLÉE.

PREMIER DISCOURS.

RIEN n'est plus certain, que l'habitude passe aisément en nature, & qu'elle a sur tous les corps un extrême pouvoir; elle a même souvent sur l'esprit plus d'autorité que la raison. Le plus honnête homme, en fréquentant des libertins, oublie peu-à-peu les maximes de probité qu'il a succées avec le lait, & s'abandonne à des vices qu'il voit continuellement

pratiquer. Est-il assez heureux pour
être séparé de cette mauvaise société,
& pour se trouver souvent en meilleure compagnie, la vertu triomphe à
son tour ; il reprend insensiblement
la sagesse qu'il avoit abandonnée. Enfin, tous les changemens que nous
voyons arriver dans le tempérament,
dans la conduite & dans les mœurs
de la plûpart des hommes, n'ont
presque point d'autres principes que la
force de l'habitude.

J'ai remarqué que c'est par elle que
trois maux fort dangereux se font in-
troduits depuis peu de tems en Italie.
Je compte pour le premier l'adulation
& les cérémonies. Le second est l'hé-
résie de Luther, qui commence à
faire du progrès. Le troisième est l'y-
vrognerie & la gourmandise.

Le premier de ces maux exclut de la

vie civile la bonne-foi, la franchise, la sincérité. Le second va droit à la destruction de la véritable Religion ; & je suis si persuadé que les habiles gens qui attaquent ces monstres les combattront avec succès, que je ne doute point d'en voir l'Italie purgée avant que je meurs. Quant au troisiè-me, qui est si contraire à la santé, qu'on peut l'appeller son plus mortel ennemi, je lui déclare moi - même la guerre. J'entreprends de le décrier dans le monde, & de lui retrancher tout autant de sacrifices & de victimes qu'il me sera possible.

C'est un malheur pour les hommes de notre siècle, que la profusion des mets soit à la mode, & qu'elle se soit, pour ainsi dire, si fort élevée au-dessus de la frugalité. L'une cependant est fille de la tempérance, & l'autre n'est produite que par l'orgueil & par l'appétit déréglé. Nonobstant la différence de leur origine, la profusion s'appelle aujourd'hui magnificence, générosité, grandeur. Elle est généralement estimée dans le monde, & la frugalité passe pour avarice & pour bassesse dans l'esprit de la plûpart des hommes. Voilà une des erreurs que l'habitude & la coutume ont établies.

Cette erreur nous a tellement séduits, qu'elle nous fait renoncer à une vie frugale, enseignée par la nature dès le premier âge du monde, & qui conserveroit nos jours, pour nous jetter dans des excès qui en abregent le nombre. Nous sommes vieux, sans avoir pu goûter le plaisir d'être jeunes; le tems qui ne devroit être que l'été de la vie, est souvent le commencement de son hyver. On s'apperçoit qu'on

n'est

n'est plus si robuste, on sent les approches de la caducité, on décline avant que d'être arrivé à sa perfection. Au contraire, la sobriété nous maintient dans l'état naturel où nous devons être : nous sommes jeunes plus long-tems ; l'âge viril est accompagné d'une vigueur qui ne commence à diminuer qu'après beaucoup d'années. Il faut le cours d'un siècle pour former des rides & des cheveux blancs. Cela est si vrai que, lorsque la volupté avoit moins d'empire sur les hommes, ils avoient à quatre-vingt ans plus de force & de vivacité qu'ils n'en ont présentement à quarante.

O malheureuse Italie ! ne t'apperçois-tu pas que la gourmandise & la crapule t'enlèvent chaque année plus d'habitans, que la peste, la guerre & la famine n'en pourroient détruire ?

Tes véritables fléaux sont tes fréquens festins, qui sont si outrés qu'on ne sçauroit faire de tables assez grandes pour arranger la quantité de plats dont la prodigalité les couvre ; ensorte qu'on est obligé de servir les viandes & les fruits par pyramides. Quellefureur ! Quelle folie ! Mets - y ordre pour l'amour de toi-même , si tu ne le fais pour l'amour de Dieu. Je suis certain qu'il n'est point de péché qui lui déplaise davantage , ni de volupté qui te soit plus funeste. Tâche de t'en garantir comme de ces maladies épidémiques dont on se préserve par la bonne nourriture , & par des précautions qui les empêchent d'arriver. Il est aisé d'éviter les maux que nous causent les excès de la bouche. Le souverain remède contre la réplétion n'est pas difficile à trouver ; la Nature nous l'enseigne. Contentons-nous de lui donner ce qu'elle nous demande, & ne la surchargeons pas ; peu de chose lui suffit. Les règles de la tempérance tirent leur origine de celles de la raison. Accoutumons-nous à ne manger que pour vivre. Ce qui excède la quantité nécessaire pour nous nourrir, n'est qu'un levain de maladie & de mort ; c'est un plaisir qu'on paye chèrement, & qui ne sçauroit être innocent ni excusable, dès qu'il peut nous être nuisible.

Combien ai-je vu périr de gens à la fleur de leur âge par la malheureuse habitude de trop manger ! Combien m'a-t-elle enlevé d'amis illustres qui pourroient encore embellir l'Univers, faire honneur à leur Patrie, & me donner autant de plaisir à les voir que j'ai eu de douleur à les perdre !

C'est pour arrêter cette contagion

que j'entreprends de faire connoître
dans ce petit Ouvrage, que l'abondance & la diversité des mets est un
abus pernicieux qu'il faut détruire en
vivant sobrement, comme faisoient
les premiers hommes. Quelques jeunes gens qui méritent mon estime par
leurs belles qualités, ayant perdu leurs
pères plutôt qu'ils ne devoient s'y
attendre, m'ont témoigné un extrême
desir de sçavoir de quelle manière j'ai
vécu pour s'y conformer. J'ai trouvé
leur curiosité judicieuse. Rien n'est
plus raisonnable que de souhaiter une
longue vie. Plus nous avançons en
âge, plus nous acquérons d'expérience ; & si la nature, qui ne veut que
notre bien, nous conseille de vieillir,
& concourt avec nous dans ce dessein,
c'est qu'elle connoît que le corps étant
affoibli par le tems qui détruit tout,

l'esprit dégagé des embarras de la volupté se trouve plus en état de jouir
de sa raison, & de goûter les douceurs
de la vertu. Ainsi je veux sasisfaire ces
personnes, & rendre en même tems
un bon office au Public, en déclarant
quels ont été les motifs qui m'ont fait
renoncer à la débauche pour suivre la
vie sobre; en expliquant de quelle manière je l'observe, quelle est l'utilité
que j'en retire; enfin, en faisant connoître que rien n'est plus avantageux à
l'homme qu'un bon régime, que la
pratique n'en est pas impossible, &
qu'il est très-nécessaire de l'observer.

Je dis donc que la foiblesse de ma
constitution, qui s'étoit considérablement augmentée par la manière dont
je vivois, me mit en un si pitoyable
état, que je fus obligé de quitter tout-
à-fait la bonne chère, pour laquelle

G iij

j'avois eu toute ma vie beaucoup d'inclination. Je me trouvois si souvent
en débauche, que mon tempérament
délicat ne put en soutenir les fatigues.
Je devins sujet à plusieurs maladies,
comme douleurs d'estomac, coliques,
gouttes. J'avois presque toujours une
fièvre lente & une altération insupportable. Cet état faisoit désespérer
de ma guérison, & véritablement,
quoique je ne fusse âgé que de trente-
cinq ou quarante ans, je ne croyois
trouver la fin de mes maux que dans
celle de ma vie.

Les meilleurs Médecins d'Italie épui-
sèrent leur science pour me remettre
dans mon état naturel, sans en pouvoir venir à bout. Enfin, lorsqu'ils en
eurent entièrement perdu l'espérance,
ils me dirent en m'abandonnant qu'ils
ne sçavoient qu'un seul remède qui

pût me tirer d'affaire, si j'avois assez
de résolution pour l'entreprendre &
le continuer. C'étoit la vie sobre &
réglée qu'ils m'exhortèrent de suivre
le reste de mes jours, m'assurant que
si les excès m'avoient procuré tant
d'infirmités, il n'y avoit que la tempérance qui pût m'en délivrer.

Je goûtai cette proposition; je compris que, malgré le triste état où ces
excès m'avoient réduit, je n'étois pas
encore si incurable que leur contraire
ne pût me rétablir, ou du moins me
soulager; & cela avec d'autant plus de
raison que je connoissois des gens d'un
grand âge & d'une mauvaise complexion qui se conservoient par l'unique secours du régime, comme j'en
connoissois qui avoient apporté en
naissant un tempérament merveilleux
qu'ils avoient fort altéré par la débau-

che. Il me parut assez naturel qu'une différente manière de vivre & d'agir produisit différens effets, puisque l'art peut servir à corriger la nature, à la perfectionner, à l'affoiblir, ou à la détruire, selon le bon ou le mauvais usage qu'on en fait.

Les Médecins commençant à me trouver docile, ajoutèrent à ce qu'ils m'avoient dit, qu'il falloit choisir du régime ou de la mort ; que je ne pouvois vivre long-tems si je ne suivois leur conseil, & que si je différois davantage à m'y résoudre, il ne seroit plus tems de commencer. Cela était pressant ; je ne voulois point si-tôt cesser de vivre, & j'étois las de souffrir ; d'ailleurs, j'étois convaincu de leur expérience & de leur capacité. Enfin, avec une certitude morale que je ne pouvois mieux faire que de les

croire , je pris la résolution de pratiquer exactement ce genre de vie , tout
austère qu'il me paroissoit.

Je priai les Médecins de m'apprendre précisément de quelle manière il
falloit me gouverner. Ils me répondi-
rent que je devois me traiter toujours
comme un malade ; c'est-à-dire , ne
prendre que de bonne nourriture &
en petite quantité.

Il y avoit long-tems qu'ils m'a-
voient prescrit la même chose ; mais
jusqu'alors je m'en étois moqué. Lorsque j'étois dégoûté des viandes qu'ils
m'ordonnoient , je mangeois de toutes celles qu'ils m'avoient défendues ,
& me sentant échauffé & altéré , je
buvois du vin abondamment. Cependant je ne m'en vantois pas ; j'étois du
nombre de ces infirmes imprudens ,
qui ne pouvant se résoudre à faire tout

G v

ce qu'on leur ordonne pour leur santé, ne considèrent point qu'en trompant leurs Médecins, ils se trompent beau- coup plus eux-mêmes.

Dès que j'eus pris le parti de croire les miens, & que je me fus mis en tête qu'il est honteux de n'avoir pas la force d'être sage, je m'accoutumai si bien à vivre sobrement, que j'en contractai l'habitude sans peine & sans violence. Peu de tems après, je me sentis soulagé; &, ce qui paroîtra in- croyable, c'est qu'au bout de l'année je ne m'apperçus pas seulement d'un amendement qui me surprit, je fus encore parfaitement guéri de tous mes maux.

Lorsque je me vis rétabli, & que je commençai à goûter les douceurs de cette espèce de résurrection, je fis une infinité de réflexions sur l'utilité du régime ; j'en admirai la vertu , & compris que , s'il avoit eu assez de pouvoir pour me guérir , il en auroit suffisamment pour me préserver des maladies auxquelles j'avois toujours été sujet.

L'expérience que je venois de faire ne me permettant plus d'en douter , je commençai à m'appliquer à la connoissance des alimens qui m'étoient propres. Je voulus éprouver si tout ce que je trouvois à mon goût étoit utile ou nuisible à ma santé , & si le proverbe ne ment point, lorsqu'il dit que *tout ce qui est agréable à la bouche est bon au cœur.* Je connus que ceux qui le croyent se trompent, & qu'il n'est favorable qu'aux gens sensuels , pour excuser l'imprudente complaisance qu'ils ont pour tout ce qui flatte leur appétit.

G vj

Je ne pouvois autrefois me paſſer de boire à la glace ; j'aimois les vins fumeux, les melons, toutes ſortes de fruits cruds, les ſalades, les viandes ſalées, les ragoûts, la pâtiſſerie ; & cependant tout cela m'incommodoit. Ainſi je ne fis plus cas du proverbe ; & convaincu de ſa fauſſeté, je choiſis les vins & les viandes dont l'uſage convenoit à mon tempérament. J'en proportionnois la quantité à la force de mon eſtomac ; je m'accoutumai à me paſſer des autres, & me fis une loi de demeurer toujours ſur mon appétit, enſorte qu'il m'en reſtât toujours aſſez après mes repas, pour manger encore avec plaiſir. Enfin, je quittai entièrement la débauche, & fis vœu de continuer le reſte de ma vie le régime que j'obſerve. Heureuſe réſolution, dont la perſévérance m'a délivré de toutes mes infirmités , qui ſans elle étoient incurables ! Je n'avois point paſſé d'année ſans tomber au moins une fois dans une grande maladie , cela ne m'eſt plus arrivé depuis ce tems-là ; au contraire , j'ai toujours été ſain depuis que j'ai été ſobre.

La nourriture que je prends , étant d'une qualité & d'une quantité juſtement ſuffiſantes pour me nourrir , n'engendre point les mauvaiſes humeurs qui altèrent les meilleurs tempéramens. Il eſt vrai qu'outre cette précaution , je n'en ai pas négligé une infinité d'autres. J'ai fait enſorte de me préſerver du grand froid & du grand chaud. Je n'ai pas fait d'exercices violens ; je me ſuis exempté des veilles, & abſtenu des femmes ; je n'ai point habité de lieux où l'on reſpire un mauvais air , & j'ai toujours évité avec un soin égal d'être exposé au grand vent, & à l'excessive ardeur du soleil. Tous ces ménagemens paroissent moralement impossibles aux gens qui n'ont pas d'autres guides que leurs passions dans le commerce du monde, & cependant ne sont point difficiles à pratiquer, lorsqu'on est assez raisonnable pour préferer la conservation de sa santé à la volupté des sens & à la nécessité des affaires.

Je me suis encore fort bien trouvé de ne me point livrer au chagrin, en chassant de mon esprit tout ce qui m'en pouvoit causer. J'ai employé toutes les forces de ma raison à modérer celles des passions dont l'impétuosité déconcerte souvent l'harmonie des corps les mieux composés. Il est vrai que je n'ai pas toujours été assez philosophe, ni assez prévoyant pour ne me pas trouver quelquefois dans quelqu'une des situations que je voulois éviter ; mais ça été rarement , & le régime de la bouche, qui eſt le principal qu'on doit obſerver , m'a garanti de toutes les ſuites fâcheuſes qu'auroient pu avoir mes petites irrégularités.

Il eſt certain que les paſſions ont moins d'empire , & cauſent moins de déſordre dans un corps réglé par la diete , que dans un autre qui donne à ſa bouche tout ce qu'elle deſire ; Galien l'a dit avant moi. Je ne manquerois pas d'autorité pour ſoutenir cette opinion ; mais je ne veux alléguer que mon expérience. Il m'a été impoſſible de ne pas ſouffrir quelquefois le froid & le chaud, & de réſiſter victorieuſement à tous les ſujets de chagrin qui ont traverſé ma vie ; cependant cela

n'a point altéré ma santé, & je trou-
verois beaucoup de témoins, que bien
des gens ont succombé à de moindres
fatigues du corps, & à de moindres
peines d'esprit.

Nous eûmes dans notre famille un
procès de conséqence contre des particuliers dont le crédit prévalut sur
notre bon droit. Un de mes frères &
quelques-uns de mes parens, qui n'é-
tant jamais incòmmodés des débauches, en faisoient fréquemment, ne
purent résister au chagrin que leur
causa la perte de ce procès; elle fut
suivie de celle de leur vie. Je ne fus
pas moins sensible qu'eux à l'injustice
qu'on nous rendit, mais je n'en mou-
rus point, & j'attribue leur perte &
mon salut à la différente manière
dont nous vivions. Je fus dédommagé
de cette disgrace par la consolation

d'avoir pu m'empêcher d'y succomber, & je ne doutai plus que les passions ne fussent moins violentes dans un homme sobre que dans un qui ne l'est pas.

Je fis encore à soixante-dix ans une autre expérience de l'utilité de mon régime. Une affaire pressante m'ayant obligé d'aller à la campagne, les chevaux de mon équipage allèrent plus vite que je ne voulois ; animés par les coups de fouet, ils prirent le frein aux dents ; je versai & fus traîné assez loin, avant qu'on pût les arrêter. On me tira de mon carosse la tête cassée, un bras & une jambe démise, enfin dans un état pitoyable. Dès qu'on m'eut reconduit chez moi, on envoya chercher les Médecins, qui ne crurent pas que je pusse vivre trois jours ; cependant ils résolurent de me faire saigner, pour prévenir la fièvre qui fuit ordinairement un accident semblable à celui qui m'étoit arrivé. J'étois si certain que la vie réglée que je menois depuis long-tems, m'avoit empêché de contracter des humeurs dont je dusse craindre le mouvement, que je m'opposai à leur ordonnance. Je me fis panser la tête ; je me fis remettre le bras & la jambe ; je souffris qu'on me frottât de quelques huiles spécifiques pour les contusions ; & sans autres remèdes, je fus bien-tôt guéri, au grand étonnement des Médecins & de tous ceux qui me connoissoient. J'infère de-là que la vie réglée est un excellent préservatif contre les maux qui arrivent naturellement, & que la débauche produit des effets contraires.

Il y a environ quatre ans que je fus sollicité puissamment à faire une chose

qui pensa me coûter cher. Mes parens
que j'aime, & qui ont pour moi une
véritable tendresse; mes amis, pour qui
j'ai toujours eu de la complaisance;
enfin, les Médecins qui sont ordinairement les oracles de la santé, se joi-
gnirent tous ensemble pour me persuader que je mangeois trop peu; que
la nourriture qu je prenois n'étoit
pas suffisante dans un âge aussi avancé
qu'étoit le mien, & que je ne devois
point seulement soutenir ma vie, mais
qu'il falloit encore en augmenter la
vigueur, en mangeant un peu plus
que je ne faisois. J'eus beau leur re-
présenter que la nature se contente de
peu; que ce peu m'ayant conservé
depuis si long - tems, cette habitude
étoit passée chez moi en nature; qu'il
étoit plus raisonnable que la chaleur
naturelle diminuant à proportion que

l'âge augmente, je diminuasse aussi l'emploi que je donnois à mon estomac.

Pour donner plus de force à mon opinion, je leur alléguois le proverbe qui dit : *Qui mange peu, mange beaucoup*, c'est-à-dire, que pour avoir besoin plus long-tems de nourriture, il en faut prendre frugalement. Je leur disois aussi que ce qu'on laisse du repas dont on mangeroit encore, nous fait plus de bien que ce que nous avons déja mangé. Tout cela ne les persuada pas. Lassé de leur opiniâtreté, je fus obligé de les satisfaire. Ainsi ayant accoutumé de prendre en pain, soupe, jaunes - d'œufs & viandes, la pesanteur de douze onces, j'augmentai ce poids jusqu'à quatorze, & buvant quatorze onces pesant de vin, j'en augmentai la dose jusqu'au poids de seize.

Cette augmentation de nourriture
me fut si funeste, que de fort gai que
j'étois, je commençai à devenir triste
& de mauvaise humeur; tout me cha-
grinoit; je me mettois en colère pour
le moindre sujet, & l'on ne pouvoit
vivre avec moi. Au bout de douze
jours j'eus une furieuse colique qui
me dura vingt - quatre heures, à laquelle succéda une fièvre continue
qui me tourmenta trente-cinq jours de
suite, & qui dans les premiers m'agita
si cruellement, qu'il me fut impossible
pendant tout ce tems-là de dormir
l'espace d'un quart-d'heure. Il ne faut
pas demander si l'on désespéra de ma
vie, & si l'on se repentit du conseil
qu'on m'avoit donné; on me crut
plusieurs fois prêt à rendre l'âme; cependant je me tirai d'affaire, quoique
je fusse âgé de soixante-dix-huit ans,

& que nous fuſſions dans un hyver plus rude qu'il n'a coutume de l'être dans notre climat.

Rien ne me tira de ce péril, que le régime que j'obſervois depuis long-tems. Il m'avoit empêché de contrac-ter les mauvaiſes humeurs dont ſont accablées dans leur vieilleſſe les per-ſonnes qui n'ont pas la précaution de ſe ménager quand elles ſont jeunes. Je ne me trouvai point le vieux levain de ces humeurs, & n'ayant à com-battr que les nouvelles engendrées par cette petite augmentation d'ali-mens, je réſiſtai & ſurmontai mon mal malgré toute ſa violence.

On peut juger par cette maladie & par ma convaleſcence, ce que peuvent ſur nous le régime qui me préſerva de la mort, & la réplétion qui en ſi peu de jours me mit à l'ex-

trêmité. Il est probable que, l'ordre
étant nécessaire pour la conservation
de l'Univers , & notre vie corporelle
n'étant autre chose qu'une harmonie
& une parfaite intelligence entre les
qualités élémentaires dont nous sommes composés , nous ne pouvons
long-tems exister en menant une vie
déréglée , qui ne peut engendrer que
de la corruption.

L'ordre est si utile, qu'on ne sçauroit
trop l'observer en toutes choses. C'est
par son moyen que nous arrivons à la
perfection des arts ; c'est lui qui nous
facilite l'acquisition des sciences. Il
rend les armées victorieuses ; il entretient la police dans les Villes , & la
concorde dans les familles ; il rend les
états florissans ; enfin , il est le soutien
& le conservateur de la vie civile &
naturelle , & le meilleur remède qu'on

puisse apporter à tous les maux géné-
raux & particuliers.

Quand un Médecin désintéressé va
voir un malade, qu'il se souvienne de
lui recommander la diete ; qu'il ordonne sur-tout le régime au convales-
cent. Il est certain que, si tout le
monde vivoit réglément & frugalement, il y auroit si peu d'infirmes,
qu'on n'auroit presque point besoin de
remèdes. On seroit soi-même son médecin, & l'on seroit convaincu qu'on
n'en peut avoir un meilleur. On a beau
étudier le tempérament d'un homme,
chacun, s'il veut s'y appliquer, con-
noîtra toujours mieux le sien que celui
d'un autre ; chacun fera une infinité
d'expérience qu'on ne peut faire pour
lui, & jugera mieux que personne de
la force de son estomac, & des alimens
qui lui conviennent. Car, encore une
fois,

fois, il est presqu'impossible de bien connoître le tempérament d'autrui, les constitutions des hommes étant aussi différentes que leurs visages.

Qui croiroit que le vin vieux m'est nuisible, & que le nouveau m'est salutaire ? Que des choses qu'on croit échauffantes, me rafraîchissent & me fortifient ? Quel Médecin m'auroit fait remarquer ces effets si peu communs dans la plûpart des corps, & si contraires à l'opinion vulgaire, puisque j'ai eu tant de peine à en découvrir les causes après une infinité d'expériences.

L'homme ne pouvant donc avoir de meilleur Médecin que soi-même, ni de préservatif plus souverain que le régime, chacun devroit suivre mon exemple, c'est-à-dire, s'appliquer à se connoître , & régler sa vie au niveau de la raison.

Je ne disconviens pas qu'un Méde-cin ne soit quelquefois néceffaire. Il y a des maux dont la précaution échappe à la prudence humaine. Il arrive des accidens qu'on ne peut éviter , & qui nous accablent de telle manière, qu'ils ôtent à notre jugement la liberté qu'il faut qu'il ait pour nous soulager. Alors c'est être fou que de se fier entière-ment à la nature ; il faut lui aider ; il faut avoir recours à quelqu'un.

Si la préfence d'un ami qui vient voir un malade pour lui témoigner la part qu'il prend à son mal , le confole & le réjouit autant qu'un homme qui souffre en eft capable, à plus forte raison la visite d'un Médecin doit être agréable , étant un ami dont les conſeils & les ſoins nous font eſpérer le prompt retour de notre ſanté. Mais pour entretenir cette ſanté, il ne faut point d'autres ſecours que la vie ſobre & réglée. C'eſt une Médecine ſpécifique & naturelle qui conſerve l'homme, quelque délicat qu'il ſoit, & le fait vivre juſqu'à plus de cent ans, lui épargne les douleurs d'une diſſolution forcée, le laiſſe mourir doucement quand l'humide radical eſt conſumé; qui enfin a les propriétés qu'on s'imagine dans l'or potable & dans l'élixir, ou la panacée, que bien des gens cherchent inutilement.

Mais malheureuſement la plûpart des hommes ſe laiſſent ſéduire par les charmes de la volupté. Ils n'ont pas la force de manquer de complaiſance pour leurs appétits; convaincus par leurs préjugés, qu'ils ne peuvent

s'empêcher de les satisfaire sans qu'il
en coûte trop à leurs plaisirs il se
font des systêmes pour se persuader
qu'il vaut mieux vivre dix ans de
moins , que de se contraindre & se
priver de tont ce qui s'offre à leur
convoitise.

Hélas ! ils ne connoissent pas le prix
de dix années d'une vie saine dans un
âge où l'homme peut jouir de toute
sa raison & profiter de toutes ses expériences ; dans un âge où l'homme
peut paroître véritablement homme
par sa sagesse & par sa conduite ; enfin , dans un tems où il est en état de
recueillir les fruits de ses études & de
ses travaux.

Pour ne parler que des sciences , il
est certain que les meilleurs livres que
nous avons , ont été composés dans
ces dix dernières années que les dé-

bauchés méprisent , & que les esprits
se perfectionnant à mesure que les
corps vieillissent , les sciences & les
arts auroient beaucoup perdu , si tous
les Grands Hommes qui en ont fait
profession , avoient abrégé leurs jours
de dix ans. Pour moi, je juge à propos
de reculer autant que je pourrai le terme fatal du tombeau. Si je n'avois pas
été de ce sentiment , je n'aurois point
achevé plusieurs ouvrages qui feront
plaisir & seront utiles à ma postérité.

Les gens sensuels disent encore que
la vie réglée est impossible à pratiquer.
Je leurs réponds à cela que Galien, qui
fut un si grand homme , la choisit pour
lui-même, & la conseilla comme la meilleure. Platon , Cicéron, Isocrate, Sé-
neque, & quantité d'hommes illustres
des siècles passés , l'embrassèrent ; &
de notre tems le Pape Paul Farnèze , le

Cardinal Bembe, & deux de nos
Doges, Lando & Donato, l'ont pra-
tiquée & font parvenus à une extrême
vieilleſſe. J'en pourrois citer encore
d'autres d'une moindre naiſſance, que
j'ai connus ; mais l'ayant moi - même
obſervé, je ne puis, ce me ſemble,
alléguer un exemple plus convain-
quant, qu'elle n'eſt pas impraticable,
& que la plus grande peine qu'elle
fait, eſt de s'y réſoudre & de la commencer.

On m'objectera que Platon, tout
ſobre qu'il étoit, n'a pas laiſſé de dire
qu'un homme dévoué au gouverne-
ment de ſa République a peine à mener
une vie parfaitement réglée, étant
ſouvent obligé, pour le ſervice de
l'État, de s'expoſer aux rigueurs du
tems, aux fatigues des voyages, à
manger ce qu'on trouve. Cela eſt

vrai ; mais je ſoutiens que ce ne ſont
pas des choſes ſuffiſantes pour faire
mourir, quand celui qui s'y trouve
obligé, a coutume de manger frugalement. Il n'y a point d'homme, en
quelque paſſe qu'il ſoit, qui ne puiſſe
s'empêcher de trop manger, & qui
ne doive ſe garantir des maux que
cauſe la réplétion. Ceux qui ſont
chargés de la direction des affaires
publiques, y ſont même plus obligés
que les autres. Où il n'y va point de la
gloire de leur Patrie, il ne leur eſt
pas permis de ſe ſacrifier ; ils doivent
ſe conſerver pour la ſervir, & s'ils
ſuivent ma méthode, il eſt certain
qu'ils ſe garantiront des maladies que
le chaud, le froid, la fatigue leur
pourroient cauſer, ou que s'ils en ſont
incommodés, ils ne le ſeront que légèrement.

H iv

On pourroit m'objecter encore que
tel qui se nourrit comme un malade
étant sain, doit être embarrassé de sa
nourriture, lorsqu'il lui survient quelque maladie. A cela je dirai que la
Nature qui conserve tant qu'elle peut
tout ce qui a l'être, nous apprend elle-
même comment nous devons nous
gouverner en ces tems-là. Elle commence par nous ôter tout - à - fait
l'appétit, afin que nous mangions très-
peu ou point du tout. Que le malade
ait été jusqu'alors sobre ou déréglé,
il ne doit user que d'alimens propres à
l'état où il se trouve, comme de
bouillons, de gelées, de cordiaux, de
tisanes, &c. Lorsque sa convales-
cence lui permet une nourriture plus
solide, il doit en prendre encore moins
qu'il n'avoit coutume avant sa maladie, & malgré son appétit, ménager

les forces de son estomac jusqu'à sa
pa faite guérison. S'il faisoit autrement, il surchargeroit la nature, &
retomberoit infailliblement dans le
péril d'où il sort. Mais outre cela, je
ne crains point de dire, que celui qui
observe une vie frugale & réglée, ne
sçauroit être malade, ou ne peut le
devenir que fort rarement, & pour
peu de tems. Cette conduite nous
préserve des humeurs qui causent nos
infirmités; elle nous garantit par conséquent des maux qu'elles engendrent;
le défaut de la cause empêche physi-
quement la production de l'effet, &
l'effet ne peut être dangereux, quand
la cause est foible & légère.

Puisque la sobriété sert de frein aux
passions, qu'elle conserve notre santé,
qu'elle est aussi sainte qu'utile, ne de-
vroit-elle pas être suivie & embrassée

par tous les hommes ? L'amour-propre
bien entendu nous la conseille ; elle
n'est ni impossible ni difficile , & la
manière dont je vis , n'en doit rebuter
personne : car je ne prétends pas persuader que tout le monde soit obligé
de manger aussi peu que moi , ou se
priver de bien des choses dont je n'use
point. Je mange très-peu , parce que
mon estomac est délicat , & je m'abs-
tiens de certains mets , parce qu'ils
me sont contraires. Ceux à qui ils ne
nuisent pas , ne sont point obligés de
s'en priver : il leur est permis de s'en
servir ; mais ils doivent s'abstenir de
manger trop de ce qui leur est bon ,
parce qu'il leur devient pernicieux ,
quand l'estomac surchargé ne peut le
digérer facilement. Enfin , celui à qui
rien ne fait mal , n'a pas besoin d'examiner la qualité des alimens ; il faut

seulement qu'il s'observe sur la quantité qu'il en prend.

Il est inutile qu'on me dise qu'il se
trouve des gens qui, ne se refusant
rien, vivent cependant sans infirmités
aussi long-tems que les plus sobres.
Cela est rare, incertain, dangereux,
& pour ainsi dire miraculeux. Les
exemples qu'on en a, ne justifient pas
la conduite des personnes qui com-
ptent sur un pareil bonheur, & qui
sont ordinairement les dupes de leur
bonne constitution. Il est plus sûr
qu'un vieillard infirme vive long-tems
en observant un bon régime, qu'un
jeune homme vigoureux & sain qui
fait toujours bonne chère.

Cependant il est certain qu'une
bonne complexion, entretenue par
une vie réglée, menera son homme
plus loin qu'une autre moins forte &

ménagée avec un soin égal. Dieu &
la Nature peuvent faire des corps assez
robustes, pour être à l'épreuve de
tout ce qui nous est contraire, comme
j'ai vu à Venise le Procurateur *Tho-
mas Contarini*, & à Padoue le Che-
valier *Antonio Capo-di-Vaca*; mais
entre mille, à peine s'en trouve-t-il
un comme ceux là. Tous les autres
qui voudront vivre long - tems & sainement, mourir sans agonie & par
pure dissolution, qui voudront enfin
jouir des avantages d'une heureuse
vieillesse, n'en viendront jamais à
bout sans la sobriété.

Elle seule entretient le tempérament
sans altération ; elle n'engendre que
des humeurs douces & bénignes, qui
n'envoyant point de vapeurs au cerveau, laissent à l'esprit le parfait usage
des organes, & ne l'empêchent pas

de s'élever de la contemplation des merveilles de l'Univers, à la considération de la puissance de son Créateur. L'homme ne peut profiter du plaisir infini de ces belles réflexions, quand sa tête est remplie des vapeurs du vin & des viandes. Sont-elles dissipées ? Il comprend aisément, il remarque, il discerne mille choses agréables, qu'il n'auroit jamais ni connues, ni comprises dans un autre état. Il peut connoître alors la fausseté des plaisirs que la volupté promet, les biens réels dont la vertu nous comble, & le malheur de ceux qu'une fatale illusion rend idolâtres de leurs passions.

Les trois plus dangereuses sont, le plaisir du goût, la recherche des honneurs, la possession des richesses. Ces desirs s'augmentent avec l'âge dans les vieillards, qui, ayant toujours

mené une vie déréglée, ont laissé prendre racine à leurs passions dans la
jeunesse & dans l'âge viril. L'homme
sage n'attend pas si tard à se corriger;
il entreprend de bonne heure une
guerre contre ses passions, dont on
n'obtient la victoire qu'après plusieurs
combats, & la Vertu qu'il fait triom-
pher, le couronne lui-même à son
tour, en lui attirant les faveurs du
Ciel & l'estime de tout le monde.

Se voit-il prêt de payer le tribut
qu'il doit à la nature ? Plein de reconnoissance des graces qu'il a déja reçues
de Dieu, il en espère encore de sa
miséricorde: il n'est point effrayé des
supplices éternels que méritent ceux
qui, par leurs débauches, attentent
sur leur propre vie; il meurt sans re-
gret, parce qu'il ne peut pas toujours
vivre; il se fait une raison qui adoucit

l'amertume de cette fâcheuſe néceſſité ;
enfin , il quitte le monde généreuſe-
ment , lorſqu'un grand nombre d'heu-
reuſes années l'ont laiſſé jouir aſſez
long-tems de ſa vertu & de ſa réputa-
tion , & qu'il conſidère que de pluſieurs milliers d'hommes à peine s'en
trouve t-il un ſeul , qui vivant autrement qu'il n'a fait , reſte ſi long-tems
ſur la terre.

Il ſe conſole d'autant plus aiſément ,
que cette ſéparation ſe fait ſans violence, ſans douleur , ſans fièvre ; il
finit doucement à meſure que finit
l'humide radical ; il s'éteint comme
une lampe qui n'a plus d'huile , & ſans
délire & ſans convulſions , il paſſe de
cette vie périſſable à celle dont l'éternelle félicité eſt la récompenſe des
gens de bien.

O ſainte & heureuſe vie réglée ,

que tu es digne d'estime, & que tu mérites d'être préféré à celle qui t'est contraire! Il ne faut que réfléchir aux différens effets de l'un & de l'autre, pour connoître quels sont tes avantages, quoiqu'il semble que ton nom seul devroit suffire pour t'attirer la préférence que tu mérites. Les syllabes qui composent *vie réglée*, *sobriété*, n'ont-elles pas une signification & un son plus agréables que *gourmandise* & *crapule*? J'y trouve autant de différence, qu'entre le nom d'*Ange* & celui de *Diable*.

J'ai expliqué les raisons qui me firent quitter la débauche & qui me déterminèrent à la sobriété; j'ai dit la manière dont je la pratique, l'avantage que j'en retire, & l'utilité qu'elle apporte à tous ceux qui en font profession. Je veux parler présentement aux

perſonnes qui s'imaginent qu'il n'eſt
point avantageux de parvenir à la
vieilleſſe, parce qu'elles croyent que
paſſé ſoixante-dix ans la vie n'eſt que
langueur, infirmité, miſère. Je commence par les aſſurer qu'ils ſe trompent, & que je trouve l'âge où je ſuis,
quoique bien plus avancé, le plus
agréable & le plus beau de ma vie.

Pour ſçavoir ſi j'ai raiſon, il faut
examiner comment j'employe le tems,
quels ſont mes plaiſirs & mes occupations ordinaires, & en prendre à té-
moin tous ceux qui me connoiſſent.
Ils certifieront unanimement que la
vie que je mène, n'eſt pas une vie
morte ou languiſſante, mais une vie
auſſi heureuſe qu'on la puiſſe ſouhaiter
en ce monde.

Ils diront que ma vigueur eſt encore
aſſez grande à quatre-vingt trois ans

pour monter feul à cheval fans avantage; que non-feulement je defcends
hardiment un efcalier, mais encore
une montagne toute entière de mon
pied; que je fuis toujours gai, toujours
content, toujours de belle humeur,
nourriffant intérieurement une heureufe paix, dont la douceur & la
férénité paroiffent en tout tems fur
mon vifage.

Ils fçavent outre cela qu'il ne tient
qu'à moi de paffer fort agréablement
le tems, n'ayant rien qui m'empêche
de goûter tous les plaifirs d'une honnête fociété avec plufieurs perfonnes
d'efprit & de mérite. Quand je veux
être fans compagnie, je lis de bons livres que je quitte quelquefois pour
écrire, cherchant toujours l'occafion
d'être utile au Public, & de rendre
fervice au particulier autant qu'il m'eft

possible. Je fais tout cela sans peine,
& dans les tems que je destine à ces
occupations.

Je loge dans une maison, qui, outre qu'elle est bâtie dans le plus beau
quartier de Padoue, peut être consi-
dérée comme une des plus commodes
de cette Ville. Je m'y suis fait des ap-
partemens pour l'Hyver & pour l'Été ;
ils me servent d'asyle contre le grand
chaud & contre le grand froid. Je me
promene dans mes jardins, le long de
mes canaux & de mes espaliers, où je
trouve toujours quelque petite chose
à faire qui m'occupe & me divertit.

Je passe les mois d'Avril, de Mai,
de Septembre & d'Octobre à ma
maison de Campagne. Elle est dans la
plus belle situation qu'on se puisse imaginer ; l'air y est bon, les avenues en
sont belles, les jardins magnifiques,

les eaux claires & abondantes, & cette demeure peut paſſer pour un ſéjour charmant. Quand j'y ſuis, je prends quelquefois le divertiſſement de la chaſſe, mais d'une chaſſe qui convient à mon âge, comme celle du chien couchant & des baſſets.

Je vais quelquefois me promener de mon pied à mon village, dont toutes les rues aboutiſſent à une grande place, au milieu de laquelle eſt une Égliſe aſſez propre, & aſſez ſpacieuſe pour l'étendue de la Paroiſſe.

Ce village eſt traverſé d'une petite rivière, & ſon territoire eſt embelli de tous côtés de champs fertiles & très-bien cultivés, y ayant à préſent un nombre conſidérable d'habitans. Cela n'étoit pas ainſi autrefois ; c'étoit un lieu marécageux, où l'on reſpiroit un air ſi mauvais, que ce ſéjour étoit moins propre aux hommes qu'aux grenouilles & aux crapaux. Je m'avisai d'en saigner le terrein, enforte qu'é- tant defféché, & l'air y étant devenu meilleur, il s'y eft établi plufieurs fa- milles qui ont fort peuplé ce lieu, où je puis dire que j'ai donné au Seigneur un Temple, des Autels, & des cœurs pour l'adorer; réflexion qui me fait un extrême plaifir toutes les fois que j'y penfe.

Je vais quelquefois rendre vifite à mes amis dans les Villes voifines; ils me procurent la connoiffance des ha- biles gens qui s'y trouvent. Je m'en- tretiens avec eux d'architecture, de peinture, de fculpture, de mathéma- tiques, d'agriculture. Ce font des fciences pour lefquelles j'ai eu toute ma vie une inclination d'autant plus facile à contenter, qu'elles font fort en règne dans mon fiècle.

Je vois avec curiosité les Ouvrages nouveaux ; je me fais un nouveau plaisir de revoir ceux que j'ai déja vû, & j'apprends toujours quelque chose que je suis bien aise de sçavoir.

Je visite les édifices publics, les palais, les jardins, les antiquités, les places, les Églises, les fortifications, n'oubliant aucun endroit où je puisse contenter ma curiosité, ou acquérir quelque nouvelle connoissance.

Ce qui me charme le plus dans mes petits voyages, ce sont les diverses perspectives des lieux par où je passe. Les plaines, les montagnes, les ruisseaux, les châteaux, les villages, sont autant d'objets qui s'offrent agréablement à mes yeux : tous ces différens points de vue m'enchantent.

Enfin, les plaisirs que je prends ne sont point imparfaits par la foiblesse

des organes. Je vois & j'entends auffi
bien que j'aye jamais fait ; tous mes
fens font auffi l.bres, & auffi complets
qu'ils ayent jamais été , particulièrement le goût que j'ai meilleur avec le
peu que je mange à préfent, que je ne
l'avois, lorfque j'étois efclave des vo-
luptés de la table.

Le changement de lit ne m'empêche
point de dormir ; je dors par-tout tranquillement, & fi je rêve , je ne fais
que des fonges agréables.

Je vois avec une extrême fatisfaction
la fin d'un travail fi important à cet
État, qui a rendu fertiles tant de lieux
ju fqu'alors incultes & inutiles ; chofe
que je n'efpérois point de voir achevée, fçachant combien les Républi-
ques ont de peine à commencer & à
continuer des entreprifes d'une fi
grande dépenfe , & fi difficiles à exé-

cuter. J'ai été sur les lieux pendant deux mois avec les Commissaires qui ont eu l'inspection de ces travaux, & cela pendant les plus grandes chaleurs de l'Eté ; cependant, grace au régime mon unique préservatif, le mauvais air des marais, ni la fatigue ne m'ont point incommodé.

Voilà quelles sont les occupations & les plaisirs de ma vieillesse, qui est, Dieu merci, délivrée des troubles de l'âme, & des infirmités du corps, dont sont accablés tant de pauvres vieillards caterreux & caducs, & tant de jeunes gens qui font pitié.

S'il m'est permis de citer des bagatelles en traitant un sujet comme celui-ci, je dirai qu'à l'âge de quatre-vingt-trois ans, la vie sobre m'a conservé assez de liberté d'esprit, & assez de gaieté, pour composer une pièce de théâtre,

théâtre, qui, sans choquer les bonnes
mœurs, est fort divertissante. La Comédie est ordinairement un fruit du
jeune âge, comme la Tragédie en est
un de la vieillesse ; celle-ci ayant plus
de rapport par son sérieux à l'âge mûr,
& l'autre étant par son enjouement
plus conforme à l'adolescence. Si l'an-
tiquité a donné tant de louanges, &
tant admiré un Poëte Grec (1 , pour
avoir à soixante-treize ans composé
une Tragédie, qui est un Poëme grave
& sérieux, suis-je moins digne d'admiration, & doit-on me trouver moins
heureux d'avoir composé une Comédie, qui est une pièce réjouissante,
ayant dix ans plus que n'avoit cet Auteur ? Je suis certain qu'avec les dix
années qu'il avoit de moins, il n'étoit

____

(1) Sophocle.

I

ni en meilleure santé , ni de meilleure humeur que moi.

Enfin, pour comble de bonheur, je me vois, pour ainsi dire , immortaliser , & renaître par le grand nombre de mes descendans. Je n'en trouve pas seulement deux ou trois , quand je rentre le soir chez moi ; cela va jusqu'à onze petits fils , dont l'aîné est âgé de dix-huit ans , & le plus jeune de deux , tous enfans d'un même père & d'une même mère , tous sains , tous bien faits & d'une belle espérance. Je m'amuse à badiner avec les cadets , les enfans depuis trois jusqu'à cinq ans étant ordinairement de petits bouffons assez divertissans. Ceux qui font plus âgés me tiennent meilleure compagnie ; je les fais souvent chanter & jouer des instrumens ; je me mêle quelquefois dans leurs concerts , &

j'ose dire que je chante, & que je soutiens ma voix mieux que je n'ai jamais fait, quoiqu'âgé de 83 ans.

Cela s'appelle-t-il une vieillesse incommode & caduque, comme disent ceux qui prétendent qu'on ne vit plus qu'à demi après soixante-dix ans ? Ils me croiront, s'ils veulent ; mais, en vérité, je ne changerois pas d'âge & de vie contre la plus florissante jeunesse qui ne refuse rien à ses sens, étant sûr qu'elle est sujette à une infinité de maux qui lui peuvent causer la mort.

Je me souviens de toutes les folies que je faisois dans ma jeunesse, j'en connois parfaitement le danger & l'imprudence. Je sçais avec quelle rapidité les jeunes gens sont entraînés par leurs passions, & combien ils présument de leurs forces. Il semble qu'ils ayent de bons garans de la durée de leur vie ; ils s'exposent témérairement à la perdre , comme si elle leur étoit à charge ; ils donnent tête baissée dans tout ce que la concupiscence leur inspire ; il faut qu'ils se contentent à quelque prix que ce soit , sans s'appercevoir qu'ils grossissent continuellement un levain d'infirmités qui leur doit faire des jours malheureux , & avancer l'heure de leur mort.

De ces deux choses, l'une est cruelle, l'autre est horrible & insupportable à tous les hommes sensuels , particulièrement aux jeunes gens qui pensent avoir plus de droit à la vie que les autres , & aux libertins qui ne sont point assez aveuglés pour se flatter que Dieu laissera le vice impuni.

Pour moi, grace au Ciel, je me trouve exempt des justes frayeurs qui

doivent les allarmer , lorsqu'ils font
capables de réflexion. En premier lieu ,
je fuis affuré que je ne tomberai point
malade , parce que j'ai foin de prévenir les infirmités par la diete. Secondement , l'âge qui m'approche de la
mort , m'apprend à me réfoudre fans
peine à une chofe inévitable , de laquelle il n'y a jamais eu d'homme qui
ait pu fe garantir. C'eft une folie de
craindre ce qu'on ne peut éviter ; mais
j'efpère , lorfque j'en ferai-là , que les
mérites de Jefus - Chrift ne me feront
pas inutiles ; & cependant fi je con-
viens que je dois mourir , je ne laiffe
pas d'être perfuadé que ce ne fera de
long - tems , étant certain que cet
anéantiffement ne fçauroit arriver que
par la confommation de l'humide radical ufé par la vieilleffe.

La vie réglée que j'obferve , ne

laisse à la mort que cet unique moyen de me détruire. Les humeurs de mon corps ne peuvent me faire plus de mal que m'en firent les qualités élémentaires qui régnoient dans la nature lors de ma naissance. Je ne suis pas assez stupide pour ne pas comprendre qu'ayant eu un commencement, je dois avoir une fin ; mais puisqu'il faut mourir, la mort la moins terrible est sans doute celle qui arrive par la dissolution naturelle des parties qui nous composent. La Nature ayant elle-même formé les nœuds de notre vie, peut aussi les délier avec moins de peine, & attendre plus tard à faire cet office, que les maladies qui les rompent avec violence, & qui ne peuvent nous arriver que par des causes étrangères, puisque rien n'est plus contraire à la nature que ce qui contribue à nous détruire.

Lorsqu'on approche de sa fin , on sent peu-à-peu diminuer ses forces ; les organes & toutes nos facultés s'affoiblissent. On ne sçauroit plus marcher ; on a peine à parler ; le jugement & la mémoire s'affoiblissent ; on devient aveugle , sourd , voûté ; enfin , on voit que la machine s'use par-tout. Dieu merci , je ne suis pas encore en cet état ; je dois me flatter au contraire que mon âme se trouve si bien dans mon corps , où elle ne rencontre que paix , union & concorde , (malgré les qualités différentes des humeurs qui nous composent , & les diverses inclinations que produisent les sens ,) qu'elle ne voudra pas si-tôt s'en séparer , & qu'il sera besoin de beaucoup de tems pour l'y résoudre.

Enfin , je suis assuré que j'ai encore plusieurs années à vivre en santé , &

que je jouirai long-tems de la douceur
d'être au monde, qui certainement
est bien agréable, lorsqu'on en sçait
profiter. J'espère d'en trouver encore
plus dans l'autre vie, & j'aurai toutes
ces obligations aux vertus du régime,
à qui je dois la victoire que j'ai rem-
portée sur mes passions. Il n'y a personne qui ne puisse espérer le même
bonheur, s'il veut vivre comme j'ai
vécu.

La vie sobre étant donc si heureuse,
son nom si beau, sa possession si utile,
il ne me reste plus, après tout ce que
j'ai dit, que de conjurer tous les
hommes pour l'amour d'eux-mêmes
de mettre à profit ce trésor de vie,
qui étant ici-bas le plus précieux de
tous les biens, mérite qu'on le cherche quand on ne l'a pas, & qu'on le
conserve quand on l'a.

C'eſt cette divine ſobriété , toujours
agréable à Dieu , toujours amie de la
nature. Elle eſt fille de la raiſon , ſœur
de toutes les vertus , compagne de la
tempérance , toujours gaie , toujours
modeſte , toujours ſage & réglée dans
ſes opérations. Elle eſt la racine de la
vie , de la joie , de la ſanté , de l'in-
duſtrie , & de tout ce qui eſt digne de
l'occupation d'un eſprit bien fait. Elle
a pour appui les loix naturelles & divines. Lorſqu'elle règne , la réplétion ,
les déſordres , les mauvaiſes habitudes ,
les humeurs ſuperflues , les indigeſtions , les douleurs , les fièvres , les
appréhenſions de la mort ne mêlent
point de dégoût ni d'amertume à nos
plaiſirs.

Sa félicité nous invite à l'acquérir ,
ſa beauté nous y doit engager. Elle
nous offre la durée de notre être

mortel ; elle est la fidelle gardienne de la vie de l'homme riche ou pauvre, vieux ou jeune, de quelque sexe qu'il puisse être. Elle apprend au riche à ne point abuser de son opulence, au pauvre à souffrir patiemment les incommodités de la pauvreté, à l'homme la sagesse, à la femme la chasteté, aux vieillards le secret d'éloigner la mort, aux jeunes gens le moyen de jouir longtems de la vie. Elle décrasse la rouille des sens, rend le corps vigoureux, l'esprit net, l'âme belle & grande, la mémoire heureuse, les mouvemens libres, les actions justes. C'est par elle que l'esprit se dégageant de la matière, jouit d'une plus grande liberté, & que le sang coule doucement dans les veines, sans rencontrer d'obstacle à sa circulation. C'est par elle enfin que toutes les puissances du corps & de l'âme s'entretiennent dans une parfaite union, que rien ne peut déconcerter queſon c ontraire.

O ſainte & ſalutaire ſobriété ! puiſ-ſant ſecours de la nature ! nourrice de la vie ! véritable médecine du corps & de l'âme ! Combien l'homme doit-il te donner de louanges, & ſentir de reconnoiſſance de tes bienfaits, puiſ-que tu lui fournis des moyens de ga-gner le Ciel, & de conſerver ſur la terre ſa vie & ſa ſanté.

Mais n'ayant pas deſſein de faire un plus long panégyrique de cette vertu, je finis & veux encore être ſobre ſur cette matière, non pas parce que j'en ai aſſez dit, mais afin d'en dire une autrefois davantage.

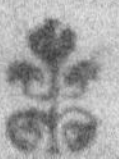

I vj

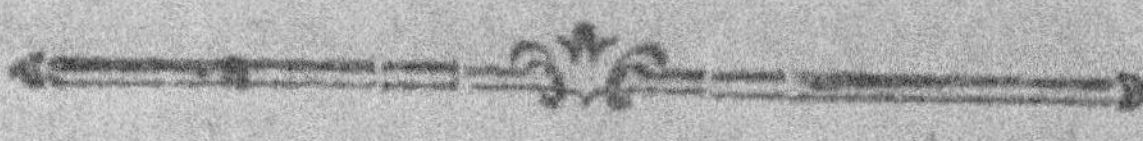

II DISCOURS.

De la manière de corriger un mauvais tempérament.

PLUSIEURS personnes dont la foible constitution a besoin d'un grand ménagement, s'étant bien trouvées de ce que j'ai écrit touchant la sobriété ; l'expérience qu'elles ont fait de l'utilité de mes conseils, & la reconnoissance qu'elles en ont, m'encouragent à reprendre la plume, pour persuader ceux que les excès n'incommodent point, qu'ils ont tort de se confier en la force de leur tempérament.

Quelque bien composé qu'il soit, il ne tient bon que jusqu'à un certain âge ; ces gens-là ordinairement n'ont pas atteint soixante ans, qu'ils tombent

tout-à-coup , & se sentent accablés de
diverses maladies. Les uns deviennent
goutteux , hydropiques , caterreux ;
les autres sont sujets aux coliques , à la
pierre , aux hémoroïdes , enfin , à une
infinité de maux qui ne leur arrive-
roient point , s'ils avoient eu la précaution de se conterver dans leur jeunesse. S'ils meurent infirmes à quatre-
vingt ans , ils auroient vécu sains
jusqu'à cent , & auroient fourni la
carrière que la Nature a ouverte à
tous les hommes.

Il est croyable que cette Mère commune souhaite que tous ses enfans
vivent du moins un siècle entier ; &
puisque plusieurs d'entr'eux ont été
jusque là , pourquoi les autres ne se-
roient-ils pas en droit d'espérer le
même avantage ?

Je ne disconviens pas que nous ne

foyons fujets aux influences des aftres qui préfident à notre naiffance. Leurs afpects bons ou mauvais, affoibliffent ou fortifient les refforts de notre vie ; mais l'homme étant doué de jugement & de raifon, doit réparer par une fage conduite le tort que lui fait fon étoile ; il peut prolonger fes jours, par le moyen de la fobriété, auffi long-tems que s'il étoit né fort robufte & fort vigoureux. La prudence prévient & corrige la malignité des planettes ; elles nous donnent de certaines incli- nations ; elles nous portent à certaines chofes, mais elles ne nous y forcent pas ; nous pouvons leur réfifter, & c'eft en ce fens-là que le fage eft au- deffus des aftres.

Je fuis né fort bilieux, & par con- féquent fort prompt ; je m'emportois autrefois pour le moindre fujet, je

bruſquois tout le monde , & j'étois ſi
inſupportable , que beaucoup d'hon-
nêtes gens évitoient de me fréquenter.
Je m'apperçus du tort que je me fai-
ſois ; je connus que la colère eſt une
véritable folie , qu'elle nous trouble le
jugement , qu'elle nous emporte hors
de nous mêmes , & que la ſeule différence entre un homme qu'elle poſſède
& un fou furieux , eſt que celui-ci a
perdu l'eſprit pour toujours , & que
l'autre ne le perd que par intervalles.
La vie ſobre m'a guéri de cette fréné-
fie ; par ſon ſecours je ſuis devenu ſi
modéré & tellement maître de cette
paſſion , qu'on ne s'apperçoit plus
qu'elle ſoit née avec moi.

On peut de même , avec la raiſon
& la vie réglée , corriger un mauvais
tempérament , & malgré la délicateſſe
de ſa complexion , vivre long-tems

en bonne santé. Je ne pouvois paſſer quarante ans, ſi j'avois ſuivi toutes mes inclinations ; cependant me voici dans ma quatre-vingt-ſixième année. Si les longues & dangereuſes maladies que j'ai eues dans ma jeuneſſe, n'a-voient pas conſumé beaucoup de l'humide radical, dont la perte eſt irréparable, je ſerois aſſuré d'achever le ſiècle de ma vie ; mais ſi je ne m'en flatte pas tout-à-fait, je trouve que c'eſt toujours beaucoup d'avoir vécu quarante-ſix ans plus que je ne devois eſpérer de vivre, & que dans ma vieil-leſſe ma conſtitution ſoit encore ſi parfaite, que non - ſeulement mes dents, ma voix, ma mémoire & mon cœur ſoient à préſent ce qu'ils étoient dans les plus belles années de mon adoleſcence, mais encore que mon jugement n'ait rien perdu de ſa netteté ni de ſa force.

Je fuis perfuadé que cela vient de la diminution que je fais des alimens à mefure que je vieillis. L'expérience que les enfans ont plus d'appétit & reffentent plus fouvent la faim que les hommes formés, nous doit faire comprendre, que dans un âge avancé nous avons moins befoin de nourriture que dans le commencement de notre vie. Un homme extrêmement vieux ne fçauroit quafi plus manger, parce qu'il ne peut guères digérer ; peu de nourriture lui fuffit, un jaune-d'œuf le raffafie ; je me réglerai fur cela à la fin de mes jours, efpérant par cette conduite de mourir fans violence ni douleur, & ne doutant point que ceux qui m'imiteront, ne finiffent par une mort auffi douce, puifque nous fommes tous d'une même efpece, & compofés les uns comme les autres.

Rien n'étant donc plus àvantageux à l'homme sur la terre que d'y rester long-tems, il est obligé de conserver sa santé autant qu'il lui est possible, & c'est ce qu'il ne peut faire que par la sobriété. Véritablement il y a des gens qui boivent & qui mangent beaucoup, & qui ne laissent pas de vivre un siècle ; leur exemple fait que d'autres se flattent d'aller aussi loin qu'eux, sans avoir besoin de se contraindre. Ils ont tort, par deux raisons. La première, c'est qu'entre mille, à peine s'en trouve-t-il un d'une si bonne constitution. La seconde, c'est qu'ordinairement la vie de ces gens-là se termine par des maladies qui les font beaucoup souffrir en mourant ; ce qui n'arrivera point à ceux qui se gouverneront comme je fais. On risque de ne pas atteindre cinquante ans pour n'oser entreprendre une vie réglée , qui n'est point impossible , puisque je la pratique , que bien des gens l'ont observée & l'observent actuellement , & l'on est insensiblement homicide de soi-même , parce qu'on ne peut se mettre dans l'esprit , que malgré le faux attrait de la volupté , l'homme sage ne doit point trouver difficile l'exécution de ce que la raison lui conseille.

Elle nous dira, si nous l'écoutons; qu'un bon régime est nécessaire pour vivre long-tems , & qu'il consiste en deux choses , la qualité & la quantité. La qualité , à ne point user d'alimens contraires à notre estomac. La quantité , à n'en pas prendre plus qu'il en faut pour une facile digestion.

Notre expérience nous doit régler sur ces deux principes , lorsque nous

sommes parvenus à quarante, à cinquante ans, au plus tard à soixante.
Celui qui met en pratique la connoissance de ce qui lui est bon, & qui continue une vie frugale, entretient les
humeurs dans un parfait tempérament,
& leur ôte toute occasion de s'altérer, quoiqu'il souffre le froid & le
chaud, qu'il fatigue, qu'il veille, à
moins que ce ne soit par excès. Cela
étant, n'est-on pas obligé de vivre
sobrement ? & ne doit-on pas se délivrer de l'appréhension de succomber
à la moindre intempérie de l'air, & à
la moindre fatigue, qui nous rendent
malades, pour peu qu'il y ait de disposition ?

Il est vrai que les hommes les plus
sobres peuvent être incommodés quelquefois, lorsqu'ils sont contrains de
s'écarter de la règle qu'ils ont ac-

coutumé d'obferver ; mais enfin , ils
font fûrs que leurs maux ne durent
tout au plus que deux ou trois jours ,
encore ne peuvent-ils avoir de fièvre.
La laffitude & l'épuifement font aifément réparés par le repos & par la
bonne nourriture ; l'inclémence des
aftres ne fçauroit mettre en mouvement les humeurs malignes de ceux
qui n'en ont point. Les maux que pro-
duifent les excès de la bouche ont une
caufe intérieure , & peuvent être dangereux ; mais ceux qui n'ont point
d'autre origine que les influences du
Ciel , n'agiffant qu'extérieurement ,
ne fçauroient faire de grands défor-
dres.

Il fe trouve des gens de bonne
chère qui foutiennent que tout ce
qu'ils mangent les incommode fi peu ,
qu'ils ne fe font point encore apperçus

en quelle partie de leur corps eſt leur eſtomac ; & moi, je leur ſoutiens qu'ils ne parlent pas ſincèrement, & que cela n'eſt pas naturel. Il eſt impoſſible que tout ce qui a l'être ſoit d'une compoſition ſi parfaite que le froid, le chaud, le ſec ou l'humide n'y domine, & la diverſité des mets dont ils ſe ſervent, différens en qualité, ne peuvent leur être également propres. Ces gens-là ne ſçauroient diſconvenir qu'ils ſont quelquefois malades, ſi ce n'eſt par une indigeſtion ſenſible, ce ſont des maux de tête, des inſomnies, des fièvres dont ils ſe guériſſent en faiſant diete, & en prenant des médecines qui les évacuent ; ainſi il eſt certain que leurs maladies ne proviennent que de réplétion, ou d'avoir uſé d'alimens contraires à leur eſtomac.

La plûpart des vieilles gens s'excu-
sent de la multitude & de la durée de
leurs repas , en disant qu'il est nécessaire qu'ils mangent beaucoup pour
entretetenir leur chaleur naturelle ,
qui se diminue à mesure que leur âge
s'augmente , & que pour exciter l'appétit , il faut qu'ils cherchent des ragoûts , & qu'ils mangent tout ce qui
leur vient en fantaisie ; que sans cette
complaisance pour leur bouche , ils
mourroient bientôt. Je leur répète encore que la Nature , pour conserver
le vieillard , l'a composé de manière
qu'il peut vivre avec peu d'alimens ;
que son estomac n'en sçauroit même digérer une grande quantité, & qu'il ne
doit point craindre de mourir faute de
manger, puisque, lorsqu'il est malade,
il est obligé d'avoir recours à la diete,
que les Médecins lui ordonnent sur

toutes chofes; qu'enfin, fi ce remède
a la vertu de nous retirer quelquefois
des bras de la mort, on a tort de ne
pas croire qu'en mangeant un peu plus
qu'on ne fait quand on eft malade, on ne
puiſſe vivre long-tems fans le devenir.

D'autres aiment mieux être incommodés deux ou trois fois l'année de
leur goutte, de leur fciatique, & de
leurs infirmités ordinaires, que de
fouffrir toujours la gêne & la mortification de ne pouvoir contenter leurs
appétits, étant aſſurés que, s'ils tombent malades, la diete fera pour eux
une reſſource infaillible qui les guérira. Qu'ils apprennent de moi, qu'à
mefure que l'âge avance, la chaleur
naturelle diminue; que la diete, mé-
prifée comme précaution & confidé-
rée comme médecine, ne fçauroit
avoir toujours la même vertu, ni la
même

même force pour cuire les crudités & réparer les désordres que cause la réplétion ; qu'enfin, ils courent risque d'être les dupes de leur espérance, & de leur gourmandise.

D'autres disent qu'il vaut mieux, en faisant bonne chère, se donner ce qu'ils appellent du bon tems, & vivre quelques années de moins. Il n'est pas surprenant que les fous méprisent la vie ; le monde ne fait pas une grande perte quand ils en sortent, mais c'en est une considérable, lorsque les gens sages, vertueux & spirituels entrent dans le tombeau. Si l'un d'eux est Cardinal, il peut devenir Pape en vieillissant ; s'il est considérable dans sa République, il peut en devenir le Chef ; s'il est sçavant, s'il excelle en quelque art, il excellera encore davantage ; il

K

fera honneur à sa Patrie, & fera re-
gardé avec admiration.

Il y en a d'autres qui se sentant
vieillir, quoique leur estomac devienne de jour en jour moins capable
d'une bonne digestion, ne veulent
pas pour cela diminuer leur nourriture.
Ils diminuent seulement le nombre
des séances qu'ils avoient accoutumé
de faire à table, & parce qu'ils se
trouvent incommodés de deux ou trois
repas par jour, ils croyent conserver
leur santé en n'en faisant qu'un, afin,
disent-ils, que l'intervalle d'une ré-
fection à l'autre facilite la digestion
des alimens qu'ils auroient pris en deux
fois. Ainsi ils mangent tant dans cet
unique repas, que leur estomac surchargé de viandes s'en trouve accablé,
& en convertit le superflu en mau-

vaiſes humeurs, qui engendrent les
maladies & la mort. Je n'ai jamais vu
perſonne vivre long-tems par cette
conduite. Ces gens-là vivroient aſſu-
rément davantage, s'ils diminuoient
la quantité de leur nourriture ordinaire, à meſure qu'ils avancent en
âge, & s'ils mangeoient beaucoup
moins & un peu plus ſouvent.

Quelques-uns penſent qu'effective-
ment la ſobriété peut conſerver la
ſanté, mais qu'elle ne prolonge pas la
vie ; cependant il s'eſt vu des gens
dans les ſiècles paſſés qui l'ont prolon-
gée par ce moyen ; il s'en voit encore
aujourd'hui, & j'en ſuis un exemple ;
mais puiſqu'on ne peut pas dire qu'elle
abrège nos jours, comme font les infirmités cauſées par la réplétion, il ne
faut pas beaucoup de ſens commun
pour comprendre que pour vivre

long tems il vaut mieux être fain que
malade, & que par conféquent la
fobriété contribue davantage à la durée de la vie, qu'une exceffive abondance d'alimens.

Quelques chofes que puiffent dire
les voluptueux, la fobriété eft infiniment utile à l'homme; il lui doit fa
confervation; elle éloigne de fon efprit les triftes idées de la mort; c'eft
par fon moyen qu'il devient fage, &
qu'il parvient à un âge où la raifon &
l'expérience luidonnent des armes pour
s'affranchir de la tyrannie des paffions
qui exercent dans fon cœur un cruel
empire pendant prefque tout le cours
de fa vie. O fainte & bienfaifante fobriété! que je t'ai d'obligation de voir
encore la lumière du jour, qui a bien
des charmes quand on fuit tes maximes, & qu'on obferve conftamment

les loix que tu prescris ! Lorsque je ne refusois rien à mes sens, je ne goûtois point de plaisirs si purs que ceux dont je jouis à présent ; ils étoient si agités & si mêlés de peines, que je trouvois jusque dans la volupté plus d'amertume que de douceur.

O bienheureuse vie ! qui, outre tous les biens que tu procures à ton vieillard, conserves son estomac en un état si parfait, qu'il trouve plus de goût au pain sec, que les gens sensuels n'en ont pour les morceaux les plus délicats & les mieux assaisonnés. L'appétit que tu nous donnes pour le pain, est juste & raisonnable, puisque c'est la nourriture la plus propre à l'homme, quand elle est accompagnée du besoin & du desir de manger. La vie sobre n'est jamais sans ce desir. Ainsi mangeant peu, mon estomac a souvent besoin de cette mâne que je goûte quelquefois avec tant de plaisir, que je croirois pécher contre la tempérance, si je ne sçavois pas qu'il faut changer pour vivre, & qu'on ne peut user d'une nourriture plus simple & plus naturelle.

Et toi, Mère de tous les humains ! Nature, qui aimes si fort la conservation de notre être, que tu donnes au vieillard la facilité de vivre avec peu de nourriture, & qui lui fais comprendre que si dans la vigueur de son jeune âge il faisoit par jour deux repas, il doit les partager en quatre, afin que son estomac ait moins de peine à digérer, je ne puis trop admirer ta sagesse & ta prévoyance ! Je suis tes conseils & m'en trouve bien.

Les esprits ne sont point suffoqués par les alimens dont j'use ; ils en sont seulement réparés & entretenus. Je me trouve toujours une égale santé; je suis toujours gai, & plus encore après le repas qu'auparavant. J'ai accoutumé, en sortant de table, d'étudier ou d'écrire. Je n'ai jamais remarqué que l'application, après avoir mangé, m'ait incommodé; j'en suis également capable en quelque tems que ce soit, & ne me trouve jamais assoupi, comme bien des gens, parce que le peu de nourriture que je prends n'est pas suffisant pour m'envoyer à la tête des fumées de l'estomac, qui remplissent le cerveau, & le rendent incapable de ses fonctions.

Voici de quoi je me nourris; je mange du pain, du potage, des œufs frais, du veau, du chevreau, du mouton, des perdrix, des poulets, des pigeons. Entre le poisson de mer,

je choisis la dorade , & entre celui de
rivière , le brochet. Tous ces alimens
font propres aux vieillards ; s'ils font
fages, ils doivent leur fuffire & n'en
point chercher d'autres.

Le vieillard indigent , qui n'a pas la
commodité de les avoir tous , fe doit
contenter de pain , de potage &
d'œufs. Il n'y a point d'homme , fi
pauvre foit-il , à qui ces alimens puiffent manquer , fi ce ne font les gueux
de profeffion qui font réduits à l'au-
mône, dont je ne prétends pas parler,
parce que s'ils font miférables dans
leur vieilleffe, c'eft pour avoir été
pareffeux & fainéans dans leur jeune
âge ; ils font plus heureux morts
qu'en vie, & ne font qu'embarraffer
le monde ; mais ce malheureux, qui
n'a que du pain, du potage & des
œufs, n'en doit pas prendre beaucoup

à la fois, & doit se régler si bien sur la quantité de ses alimens, qu'il ne puisse mourir que par pure dissolution : car il ne faut pas s'imaginer qu'il n'y ait que les blessures qui fassent les morts violentes ; les fièvres & tant d'autres maladies dont on expire dans le lit, font de ce nombre, étant causées par des humeurs que la nature ne combattroit pas si elles étoient naturelles.

Quelle différence de la vie sobre à la vie déréglée ! Celle-ci avance notre dernière heure ; l'autre l'éloigne, & nous fait jouir d'une parfaite santé. Combien la bonne chère m'a-t-elle enlevé de parens & d'amis, qui seroient encore au monde s'ils m'avoient cru ? Mais elle n'a pu m'anéantir comme elle a fait tant d'autres, & parce que j'ai eu la force de résister à

ses charmes, je respire & suis parvenu
à une belle vieillesse.

Si je ne t'avois pas abandonnée,
source infâme de corruption, je n'aurois pas le plaisir de voir onze petits-
fils, tous sages & tous bien faits, ni
celui de jouir des embellissemens que
j'ai fait faire à mes maisons & à mes
jardins. Il falloit du tems pour ces
réparations, & j'en ai eu de reste. Et
toi, cruelle gourmandise! tu termines
souvent les jours de tes esclaves,
avant qu'ils ayent achevé ce qu'ils
commencent. Ils n'osent rien entreprendre de longue haleine; s'ils sont
assez heureux pour voir la fin de leurs
travaux, ils n'en jouissent pas long-
tems. Mais pour te faire connoître
telle que tu es c'est-à-dire, un mortel
poison, le plus dangereux ennemi de
l'homme, & souhaitant que tous tant

qu'ils font conçoivent de l'horreur
pour toi, je prétends que mes onze
petits-fils te déclarent la guerre, &
qu'imitant mon exemple, ils en fer-
vent à tout le genre humain, de
l'abus de tes convoitises, & de l'utilité de la diete.

Je ne puis comprendre qu'une infinité de gens fort sages, & fort raifon-
nables d'ailleurs, ne peuvent fe réfoudre à modérer leur infatiable appétit à cinquante ou foixante ans, ou
du moins lorfqu'ils commencent à
reffentir les infirmités de la vieilleffe.
Ils peuvent s'en délivrer par la diete,
& elles deviennent incurables, parce
qu'ils ne l'obfervent pas. Je ne fuis
point fi furpris que les jeunes gens
ayent de la peine à s'y réfoudre, ils
ne font pas affez capables de réflexion,
& leur jugement n'eft pas encore affez

folide pour réfifter aux charmes des
fens ; mais à cinquante ans on doit fe
gouverner par la raifon, qui nous
prouvera, fi nous la confultons, que
contenter fans règle ni mefure tous
nos appétits, eft le moyen de devenir
infirmes & de mourir jeunes. Encore
fi le plaifir du goût duroit, mais à
peine eft-il commencé, qu'il paffe &
qu'il finit ; plus on le prend, moins on
y eft fenfible, & les maux qu'il nous
procure fe perpétuent jufqu'au tombeau. L'homme fobre ne doit-il pas
être affez fatisfait lorfqu'il eft à table,
d'être affuré que toutes les fois qu'il
en fort, ce qu'il a mangé ne fçauroit
l'incommoder.

J'ai voulu ajouter ce fupplément à
mon Traité ; il eft court & renferme
d'autres raifons. Si j'en ai fait deux
parties, c'eft qu'on lit plus volontiers

un petit Ouvrage qu'un long. Je souhaite que beaucoup de gens ayent la curiosité de voir l'un & l'autre, & qu'ils en fassent leur profit.

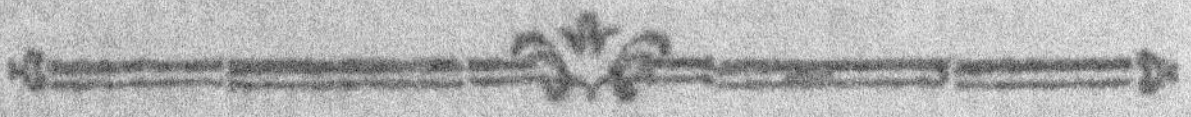

III Discours.

Lettre au Seigneur BARBARO, Patriarche d'Aquilée.

Moyens pour jouir d'une félicité parfaite dans un âge avancé.

IL faut avouer que l'esprit de l'homme est un des plus grands ouvrages de la Divinité, & que c'est le chef-d'œuvre de notre Créateur. N'est-ce pas une chose merveilleuse que de pouvoir, en s'écrivant, s'entretenir de loin avec ses amis ? Et la Nature n'est-elle pas admirable de nous donner le moyen de nous voir avec les yeux de l'imagination , comme je vous vois à présent , Monseigneur ? C'est de cette manière que j'entrerai en conversation avec vous , & que je vous raconterai plusieurs choses agréables & utiles. Il est vrai que ce que je vous dirai n'est pas nouveau par rapport à la matière ; mais je ne vous l'ai jamais dit à quatre-vingt-onze ans. Il est étonnant que je puisse vous apprendre que ma santé & mes forces se soutiennent si bien, qu'au lieu de diminuer avec l'âge elles semblent augmenter à mesure que je vieillis. Tous ceux qui me connoissent en sont surpris, & moi, qui sçais à quoi je dois attribuer ce bonheur, j'en publie par-tout la cause ; je fais mon possible pour prouver à tous les hommes qu'on peut

jouïr sur la terre d'une félicité parfaite
après l'âge de quatre-vingt ans , &
qu'on ne peut l'acquérir sans la conti-
nence & sans la sobriété , qui sont
deux vertus chéries de Dieu , parce
qu'elles sont ennemies des sens & fa-
vorables à notre conservation.

Je vous dirai donc , Monseigneur ,
que ces jours passés quelques Docteurs
de notre Université , tant Médecins
que Philosophes , sont venus s'infor-
mer à moi de la manière dont je me
nourris ; qu'ayant appris que je suis
encore plein de vigueur & de santé ;
que tous mes sens sont parfaits ; que
ma mémoire , mon cœur , mon jugement , le ton de ma voix , & mes
dents sont comme dans mon jeune
âge ; que j'écris de ma main sept ou
huit heures par jour , & que je passe
le reste de l journée à me promener

de mon pied, & à prendre tous les
plaisirs permis à un honnête homme,
jusqu'à la musique où je tiens ma partie. Ah ! Monseigneur, que vous trou-
veriez ma voix belle, si vous m'en-
tendiez chanter les louanges de Dieu
au son de ma lyre, comme un autre
David ! Vous seriez surpris & charmé
de l'harmonie qui sort du fond de
mon estomac. Ces Messieurs admirè-
rent particulièrement la facilité que j'ai
d'écrire sur des matières qui demandent une extrême contention d'esprit,
& qui loin de me fatiguer me diver-
tissent. Vous ne devez pas douter que
prenant aujourd'hui la plume pour
avoir l'honneur de vous entretenir,
le plaisir que je me fais d'une semblable occupation ne soit encore plus
sensible & plus grand pour moi que
ceux que je suis accoutumé de prendre.

Ces Docteurs me dirent que je ne devois point être considéré comme un vieillard, puisque toutes mes Œuvres & mes occupations étoient celles d'un jeune homme, & ne ressembloient nullement à celles des gens fort âgés, qui ne sont plus capables de rien après quatre-vingt ans, qui sont accablés d'infirmités & de maux, qui languissent & souffrent continuellement..

Que s'il s'en trouve de moins infirmes, leurs sens sont usés; la vue & l'ouïe leur manquent; les jambes & les mains leur tremblent; ils ne peuvent plus marcher ni rien faire; & s'il y en a quelqu'un exempt de ces disgraces, sa mémoire diminue, son esprit baisse, son cœur s'affoiblit; enfin, il ne jouit point de la vie aussi entièrement que je fais, Ce qui les étonna beaucoup,

fut une chose chose qui en effet est
surprenante ; c'est que par une répu-
gnace invincible , je ne puis boire de
quelque vin que ce puisse être , pendant les mois de Juillet & d'Août de
chaque année. Il m'est si fort contraire
en ce tems-là , que je mourrois infailliblement si je m'efforçois à en boire :
car mon estomac , non plus que mon
goût, ne le peut souffrir ; ensorte que
le vin étant le lait des vieillards , il
semble que je ne puisse conserver ma
vie sans cette substance. Mon estomac
étant donc privé d'un secours si utile
& si propre à entretenir sa chaleur ,
je ne puis manger que très-peu , & ce
peu de nourriture me cause , vers la
mi-Août , une foiblesse que les con-
sommés & les cordiaux ne soulagent
point : cependant cette débilité n'est
accompagnée d'aucune douleur , ni

d'aucun accident fâcheux. Nos Docteurs jugèrent que si le vin nouveau ,
qui me rétablit parfaitement au commencement de Septembre , n'étoit
pas encore fait en ce tems-là , je ne
pourrois éviter la mort. Ils ne furent
pas moins surpris de ce qu'en trois ou
quatre jours le vin nouveau me rend
la vigueur que le vin vieux m'avoit
ôtée ; chose dont ils ont été les témoins
ces jours-ci , m'ayant vu dans ces différens états , sans quoi ils n'auroient
pu le croire.

Plusieurs Médecins m'ont prédit ,
il y a plus de dix ans , qu'il me seroit
impossible d'en passer deux ou trois
avec cette fâcheuse répugnance : cependant je me suis trouvé encore
moins foible , & me suis plutôt rétabli
cette année-ci que les précédentes.
Cette espèce de prodige , & tant de

graces que je reçois de Dieu, les obli-
gèrent de me dire qu'en naiſſant j'en
avois apporté une ſpéciale & particu-
lière de la nature ou des aſtres ; &
pour établir leur opinion, ils em-
ployèrent toute leur rhétorique &
firent de ſçavans diſcours. Il faut
avouer, Monſeigneur, que l'élo-
quence a bien du pouvoir ſur l'eſprit
humain, puiſque ſouvent elle perſuade
que ce qui eſt n'eſt point, & que ce
qui n'eſt pas péut être. J'eus un ſenſible plaiſir à les entendre parler, &
cela ne pouvoit manquer, parce que
ce ſont de fort habiles gens ; mais ce
qui m'en cauſa principalement, fut la
réflexion, que l'âge & l'expérience
peuvent rendre un homme plus ſça-
vant que ne ſont les Écoles. Ce ſont
deux moyens infaillibles pour acquérir
des lumières, & ce fut en effet par

leur secours que je connus l'erreur de
cette opinion. Pour détromper ces
Messieurs & les instruire, je leur répondis que leurs argumens étoient
faux; que la grace que je recevois
n'étoit point spéciale, mais générale
& universelle; qu'il n'y avoit personne
sur la terre qui ne pût la recevoir aussi
bien que moi; que je n'étois qu'un
homme comme tous les autres; que
nous avons tous, outre l'existence,
le jugement, l'esprit, la raison; que
nous naissons tous avec ces mêmes
facultés de l'âme, parce que le Seigneur a voulu que nous eussions ces
avantages sur les autres animaux, qui
n'ont rien de commun avec nous que
l'usage des sens; qu'enfin, le Créateur
nous a donné cette raison & ce jugement pour conserver notre vie, ensorte que cette grace nous vient im-

médiatement de Dieu, & non pas de
la nature ni des astres ; que l'homme,
lorsqu'il est jeune, étant plus sensuel
que raisonnable, donne tout à ses
plaisirs, & que lorsqu'il est parvenu
à quarante ou cinquante ans, il doit
sçavoir qu'il est à la moitié de sa vie,
grace à la bonté de son tempérament,
qui l'a conduit jusques-là ; mais qu'é-
tant arrivé à ce période, il descend
vers la mort, dont les infirmités de la
vieillesse sont les avant - coureurs ;
qu'elle est aussi différente de la jeunesse, que la vie réglée est opposée
à la débauche ; qu'ainsi il est nécessaire
de changer sa manière de vivre quand
on n'est plus jeune, particulièrement
à l'égard de la quantité & de la qualité
des alimens, parce que c'est de-là
d'où dépendent radicalement la santé
& la durée de nos jours ; qu'enfin, si

la première partie de la vie a été toute
senfuelle, la feconde doit être raifon-
nable & réglée : l'ordre étant néceffaire à la confervation de toutes chofes, & principalement à la vie de
l'homme, comme on le connoît par
les incommodités que caufent les excès, & par la fanté de ceux qui obfervent un bon régime. Oui, Monfeigneur, il eft impoffible que ceux qui
veulent toujours fatisfaire leur goût
& leur appétit, n'altèrent leur tempérament ; & pour ne pas altérer le mien,
lorfque je fuis parvenu à un âge mûr,
je me fuis entièrement dévoué à la fobriété. Il eft vrai que ce ne fut pas
fans peine que je pris cette réfolution,
& que je renonçai à la bonne chère.
Je commençai par prier Dieu de m'accorder la tempérance, & me mis fortement en tête, que quelque difficile

que foit une chofe qu'on veut entreprendre , on en vient à bout quand
on s'opiniâtre à vaincre ce qui s'op-
pofe à fon exécution. Ainfi je déraci-
nai mes mauvaifes habitudes , & j'en
contractai de bonnes , enforte que je
me fuis accoutumé à une vie d'autant
plus auftère & frugale , que mon
tempérament étoit devenu fort mauvais lorfque je la commençai. Enfin ,
Monfeigneur , lorfqu'ils eurent entendu mes raifons , ils furent obligés
de s'y rendre. Le plus jeune d'entr'eux
me dit , qu'il convenoit que cette
grace pouvoit être univerfelle pour
tous les hommes ; mais qu'elle étoit
rarement efficace , & qu'il m'en avoit
fallu une fpéciale & victorieufe pour
furmonter les délices & l'habitude
d'une vie aifée, pour en embraffer une
fort différente ; qu'il ne trouvoit pas
cela

cela impoſſible , puiſque je le prati-
quois , mais que cela lui paroiſſoit extrêmement difficile. Je lui répondis
qu'il n'eſt pas honnête d'abandonner
une belle entrepriſe à cauſe des diffi-
cultés qui s'y rencontrent ; que plus
on y en trouve , plus il y a de gloire
à acquérir ; que le Créateur ſouhaite
que chacun parvienne à une longue
vie , à laquelle il a deſtiné l'homme ,
parce que dans ſa vieilleſſe il doit être
délivré des fruits amers que produiſent
les ſens , & doit être rempli de ceux
de la raiſon ; enſorte qu'alors il quitte
les vices , il n'eſt plus eſclave du
Démon , & ſe trouve plus en état de
faire ſon ſalut ; que Dieu , dont la
bonté eſt infinie , a ordonné que celui
qui achevera ſon cours naturel, finiſſe
ſa vie ſans mal & par pure diſſolution ,
qui eſt ſeulement ce qu'on doit ap-

L

peller une mort naturelle, toutes les autres étant des morrs violentes qu'on se procure à soi-même par la réplétion & par les excès ; qu'enfin, Dieu veut que l'homme passe d'une mort si douce & si paisible à une vie immortelle & glorieuse, comme celle à laquelle je m'attends. J'espère mourir, lui dis-je, en chantant les louanges de mon Créateur. La triste réflexion qu'il faut un jour cesser de vivre, ne me cause aucun chagrin, quoique je comprenne aisément qu'à mon âge ce jour fatal ne peut être guères éloigné ; que je ne suis né que pour mourir, & qu'une infinité de millions d'hommes sont sortis de la vie plus jeunes que moi. Je ne suis pas plus effrayé de la crainte de l'Enfer, parce que je suis Chrétien, & que j'espère en la miséricorde & aux mérites du sang de

JESUS-CHRIST; enfin, je me flatte qu'une aussi belle vie que la mienne sera suivie d'une mort aussi heureuse. A cela le jeune homme ne me répliqua rien autre chose, si ce n'est qu'il étoit résolu de pratiquer la vie sobre, pour vivre & mourir aussi heureusement que je l'espérois; & que si jusqu'à présent il avoit souhaité d'être long-tems jeune, il desiroit d'être bientôt vieux, afin de jouir des plaisirs d'une si admirable vieillesse.

L'envie que j'avois de vous entretenir long-tems, Monseigneur, comme une personne avec qui je ne m'ennuye point, m'a engagé à vous faire une longue Lettre, & m'engage encore à y ajouter un article avant que de la finir.

Quelques gens sensuels disent que je me suis donné bien de la peine à

compoſer mon Traité de la Sobriété,
& que j'ai perdu beaucoup de tems
pour perſuader aux hommes de ſuivre
une choſe preſqu'impoſſible ; que mes
conſeils ſeront auſſi inutiles que les
loix que Platon voulut établir dans ſa
République, dont l'exécution étoit ſi
difficile qu'il ne put jamais obliger
perſonne à les recevoir ; qu'il en arrivera de même de ce que j'ai écrit ſur
cette matière. Je trouve cette compa-
raiſon peu juſte, puiſque j'ai pratiqué
ce que j'enſeigne beaucoup d'années
avant que de l'avoir écrit ; que je ne
l'euſſe pas écrit, ſi je n'avois connu
par ma propre expérience, que cette
pratique n'eſt pas impoſſible, qu'elle
eſt même fort utile & fort ſage, &
que c'eſt-là le motif qui m'engagea de
la publier. En effet, je ſuis cauſe que
pluſieurs perſonnes l'obſervent & s'en

trouvent bien, ensorte que les loix de
Platon n'ont aucun rapport à mes conseils. Mais de tels gens, qui ne refusent
rien à la volupté, n'ont garde de me
donner leur approbation. Je ne laisse
pas de les plaindre, quoiqu'ils méritent par leurs débauches d'être tourmentés sur leurs vieux jours d'une
infinité de maux, & d'être pour une
éternité les victimes de leurs passions.

Je suis, &c.

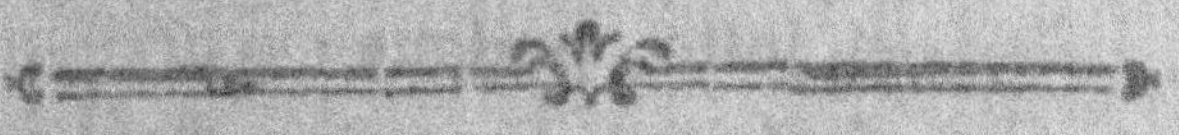

IV DISCOURS.

De la Naissance de l'Homme,
& de sa Mort.

POUR ne point manquer au devoir
de charité auquel tous les hommes
sont obligés les uns envers les autres,
& pour ne pas perdre un moment du

plaiſir de jouir de la vie, je veux écrire encore, & apprendre à ceux qui ne le ſçavent pas, parce qu'ils ne me connoiſſent point, ce que ſçavent & voyent ceux qui me connoiſſent. Ce que je vais dire paroîtra impoſſible ou difficile à comprendre; rien cependant n'eſt plus véritable; c'eſt un fait connu de bien des gens, & digne de l'admiration de ma poſtérité. J'ai atteint ma quatre-vingt-quinzième année, & je me trouve ſain, gaillard, & auſſi content que ſi je n'avois que vingt-cinq ans.

Ne ſerois-je pas bien ingrat ſi je ceſſois de remercier la bonté divine de toutes les graces qu'elle me fait? A peine la plûpart des autres vieillards ſont ſexagénaires, qu'ils ſe trouvent accablés d'infirmités; ils ſont triſtes, mal-ſains, continuellement remplis de

l'affreuse pensée de la mort ; ils tremblent jour & nuit de la crainte d'être à
la veille d'entrer au tombeau ; ils en
sont si fort occupés qu'il est difficile
de les distraire quelques momens de
cette funeste imagination. Graces au
Ciel, je suis exempt de leurs maux &
de leurs terreurs ; il me semble que je
ne dois point m'abandonner si-tôt à
cette vaine crainte ; je le ferai voir
dans la suite de ce Discours, & je ferai
connoître la certitude que j'ai de vivre
jusqu'à plus de cent ans ; mais pour
donner quelqu'ordre au sujet que je
traite, je le commencerai par la naiffance de l'homme, & le finirai par sa
mort.

Je dis donc que certains corps naiffent si mal composés qu'ils ne vivent
que peu de jours ou peu de mois. On
ne sçait si cela vient de la mauvaise

difposition du père & de la mère lors de la conception, ou par les influences des aftres, ou par une foibleffe de la Nature, qui eft forcée à cette défaillance par quelque caufe étrangère : car il n'eft pas vraifemblable qu'étant la Mère commune de tous les hommes, elle foit capable de prédilection pour une partie de fes enfans, & de cruauté envers les autres.

Ne pouvant fçavoir au vrai d'où procède la briéveté d'une vie fi courte, il eft inutile d'en chercher la caufe ; il fuffit que nous fçachions qu'il y a des corps qui meurent prefqu'avant que de naître.

D'autres naiffent bien formés & bien fains, mais d'une complexion délicate ; & parmi ceux-là, il s'en trouve qui vivent jufqu'à dix ans, jufqu'à vingt, jufqu'à trente, jufqu'à

quarante, sans pouvoir atteindre ce
terme qu'on appelle la vieillesse.

D'autres apportent en naissant une
forte constitution, & ceux-là deviennent vieux; mais alors ils sont caducs
& mal-sains, comme je l'ai déja fait
remarquer, & se procurent tous les
maux qu'ils souffrent, parce qu'ils
ont trop compté sur leur bon tempérament; ils ne veulent jamais changer
leur manière de vivre; ils ne font
aucune différence de leur vieillesse à
leur jeunesse, comme s'ils devoient
avoir à quatre-vingt ans autant de
vigueur qu'à la fleur de leur âge.
Ainsi ne corrigeant jamais leur conduite, ils ne font point réflexion qu'ils
sont vieux, que leur complexion
s'affoiblit, que leur estomac perd tous
les jours quelque chose de sa chaleur,
& que par cette raison ils devroient

L v

faire plus d'attention aux qualités des alimens solides & liquides dont ils se nourrissent, aussi-bien qu'à la quantité qu'ils en prennent. Ils croyent que l'homme perdant ses forces en vieillissant, doit les réparer & les conserver par une grande abondance de nourriture ; ils se figurent que manger beaucoup conserve leur vie, ils se trompent : car la chaleur naturelle venant à s'affoiblir, on l'accable par trop d'alimens, & la prudence veut qu'on proportionne l'emploi qu'on lui donne à ses facultés digestives. Il est certain que les humeurs peccantes ne proviennent que d'une digestion imparfaite, & qu'on fait peu de bon chyle, lorsqu'on remet dans son estomac de nouveaux alimens, avant que ceux qu'on a pris dans le repas précédent soient entièrement précipités dans les intestins. Je ne puis donc trop répéter que la chaleur naturelle commençant à s'affoiblir, il est nécessaire pour se bien porter, de diminuer la quantité de ce qu'on boit & de ce qu'on mange chaque jour, la nature n'ayant besoin que de peu de chose pour soutenir la vie de l'homme & particulièrement celle du vieillard.

Cependant, aulieu d'en user de cette manière, la plûpart des vieilles gens vivent toujours comme ils ont accoutumé. S'ils s'étoient retranchés de bonne heure, ils parviendroient du moins à l'âge où je me vois, & jouiroient d'une aussi longue vie que la mienne, étant nés d'une bonne complexion. Je dis au moins, car ils pourroient aller jusqu'à cent vingt ans, comme ont fait beaucoup d'autres qui ont vécu sobrement, que nous

L vj

connoiſſons par nous-mêmes ou par
tradition. Je ſuppoſe toujours, qu'ils
fuſſent d'une auſſi bonne conſtitution
que ces gens-là. Si j'avois été auſſi bien
compoſé, je ne douterois pas de pouſ-
ſer la durée de mes jours juſqu'à cet
âge; mais parce que j'ai apporté en
naiſſant un tempérament délicat, je
n'eſpère de vivre guères plus d'un
ſiècle; & tous ceux qui ne ſont pas
mieux compoſés que moi, pourroient,
en vivant ſobrement comme je fais,
fournir aiſément la même carrière.

Rien ne paroît plus agréable que
cette certitude de vivre long-tems,
pendant que tout le reſte des hommes,
qui n'obſervent pas les loix de la ſobriété, ne ſont pas ſûrs de voir le
lendemain. Cette attente d'une longue
vie eſt fondée ſur des conſéquences
naturelles qui ne peuvent manquer,

Il est impossible que celui qui pratique une vie sobre & réglée tombe malade, ni meure d'une mort naturelle, avant le tems que la Nature lui a prescrit. Il ne peut mourir, dis-je, avant ce tems, parce que la vie sobre empêche la formation de tous les levains des maladies. Elles ne peuvent être engendrées sans quelques causes ; s'il n'y en a point de mauvaise, il ne sçauroit y avoir d'effet funeste, ni de mort violente.

On ne doit point douter que la vie réglée n'éloigne le triste moment de la mort, puisqu'elle a la propriété de tenir les humeurs dans un parfait tempérament ; qu'au contraire, la gourmandise & l'ivrognerie ne les brouillent, ne les altèrent, ne les irritent, & ne les mettent dans un mouvement qui cause les fluxions, les fièvres &

presque tous les accidens qui nous conduisent au tombeau.

Cependant, quoique la sobriété, qui nous préserve de mille maux, puisse réparer ce que les excès ont gâté, on ne doit pas croire qu'elle ait le pouvoir de rendre l'homme immortel. Il est impossible que le tems, qui consume toutes choses, ne détruise le composé le plus parfait : ce qui a eu un commencement doit nécessairement avoir une fin ; mais l'homme doit finir ses jours par une mort naturelle, c'est-à-dire, sans aucune douleur, comme on me verra mourir, lorsque l'humide radical sera entièrement consumé.

Je me trouve encore ce principe de vie si complet, que je me flatte de n'être pas si-tôt à la veille de mon dernier jour, & je juge que je ne me

trompe pas, parce que je me porte
bien, que je suis gai, que je trouve
du goût à tout ce que je mange , que
je dors tranquillement, qu'enfin tous
mes sens ne s'affoiblissent point. J'ai
toujours l'imagination vive, la mémoire heureuse , le jugement solide ,
le cœur bon ; ma voix est plus harmonieuse qu'elle n'a jamais été, quoique
ce soit le premier des organes qui s'af-
foiblisse, ensorte que je chante mon
Office tous les matins sans me fatiguer
la poitrine , & plus aisément que je
n'aurois pu faire dans ma jeunesse.

Toutes ces choses sont des marques
infaillibles que j'ai encore beaucoup
de tems à vivre ; mais que ma vie fi-
nisse quand il plaira à Dieu , qu'elle
sera glorieuse, ayant été accompagnée
de tout le bonheur dont on puisse
jouir sur la terre , depuis que l'âge

m'a délivré de l'esclavage des passions !
La vieillesse sage & réglée les dompte ,
arrache leurs racines , empêche la
production de leurs fruits empoison-
nés , & change en bons sentimens tous
les mauvais qu'elles inspirent dans le
jeune âge.

N'étant plus attaché aux sens , je ne
suis point affligé par la réflexion que
mon âme doit être séparée de mon
corps ; je ne suis plus agité d'inquiétudes , tourmenté de desirs , chagrin de
la privation de ce que je n'ai pas ; la
mort de mes parens & de mes amis
ne me cause point d'autre tristesse que
celle d'un premier mouvement naturel qu'on ne peut empêcher , mais qui
ne dure guères.

J'ai encore moins de sensibilité pour
la perte des biens temporels , ce qui a
surpris beaucoup de gens. Cela arrive

seulement à ceux qui deviennent vieux
par le moyen de la fobriété , & non
pas à ceux qu'une forte complexion
conduit à la vieilleffe malgré les excès
de la bouche. Ceux-là jouiffent dès ce
monde d'un Paradis anticipé , pendant
que ceux-ci ne peuvent goûter de
plaifirs fans une infinité de peines. Qui
ne fe trouveroit heureux à mon âge ,
de ne fentir jamais rien qui caufe la
moindre incommodité ? Bonheur qui
n'accompagne que très-rarement la
plus floriffante jeuneffe. Il n'y en a
point qui ne foit fujette à mille tribu-
lations, dont je fuis tout-à-fait exempt :
au contraire , je reffens mille plaifirs
auffi purs que tranquilles.

Le premier eft de rendre fervice à
ma Patrie. Que ce plaifir flatte inno-
cemment ma vanité ! lorfque je fais
réflexion que j'ai fourni à mes Com-

patriotes des moyens utiles pour fortifier leur Ville & leur Port ; que ces
ouvrages subsisteront après un grand
nombre de siècles ; qu'ils contribue-
ront à rendre Venise une République
fameuse, une Ville riche & incom-
parable, & serviront à lui perpétuer
le beau titre de Reine de la mer.

J'ai encore la satisfaction d'avoir
donné à ses habitans le moyen d'avoir
toujours abondamment toutes les choses nécessaires à la vie, en défrichant
des terres incultes, en saignant des
marais, en abreuvant & en engrais-
sant des campagnes qui étoient stériles
par l'aridité de leur terroir ; ce qui n'a
pu être fait dans un petit espace de
tems.

Enfin, j'ai rendu la Ville où je suis
né, plus forte, plus riche & plus belle
qu'elle n'étoit ; j'ai rendu meilleur

l'air qu'on y respire : tout cela me fait honneur, & rien ne m'empêche de jouir de la gloire qui m'est due.

La mauvaise fortune m'ayant ôté dans ma jeunesse des biens considérables, j'ai sçu réparer ces pertes par mon industrie ; ensorte que sans avoir fait tort à personne, & sans autre fatigue que de donner des ordres, j'ai doublé mon revenu , & je laisserai à mes petits-fils une fois plus de bien que je n'en ai eu de patrimoine.

Une satisfaction à laquelle je suis plus sensible qu'à toutes les autres, c'est que ce que j'ai écrit de la sobriété , commence à être utile à quantité de personnes , qui publient hautement l'obligation qu'elles m'ont de cet ouvrage. Plusieurs d'entr'elles m'ont mandé des pays étrangers, qu'après Dieu elles me sont redevables de la vie.

J'ai encore un plaisir, dont la privation me chagrineroit fort, c'est que j'écris & trace de ma main tout ce qui m'est nécessaire pour mes bâtimens, & pour la conduite de mes affaires domestiques.

J'ai celui d'avoir de fréquentes conversations avec des gens sçavans dont je tire tous les jours de nouvelles lumières ; chose étonnante qu'à mon âge j'aye une facilité merveilleuse d'apprendre & de concevoir les sciences les plus relevées & les plus difficiles.

Mais ce qui fait que je me considère comme l'un des hommes les plus heureux, c'est que je jouis en quelque manière de deux vies, l'une terrestre par rapport aux actions corporelles, & l'autre divine & céleste par les délices de l'esprit qui ont bien des charmes, quand ils sont fondés sur des sujets raisonnables, & sur une assurance morale des biens infinis que la bonté de Dieu nous prépare.

Je jouis donc parfaitement de cette vie mortelle, grace à la sobriété qui est infiniment agréable à Dieu, parce qu'elle est la protectrice des vertus & l'ennemie irréconciliable des vices, & je jouis par anticipation de la vie éternelle, en pensant si souvent au bonheur dont elle doit être accompagnée, que je ne songe quasi plus à autre chose. J'envisage la mort comme un passage nécessaire pour arriver au Ciel, & je suis si charmé de la glorieuse élévation à laquelle je crois mon âme destinée, que je ne puis plus m'abaisser jusqu'aux bagatelles qui occupent la plûpart des gens du monde. La privation des plaisirs auxquels je suis le

plus fenfible , ne me donne point d'in-
quiétude : au contraire , leur perte
m'infpire de la joie , parce qu'elle doit
être le commencement d'une vie in-
comparablement plus heureufe.

Qui pourroit avoir du chagrin s'il
étoit à ma place ? Cependant, il n'y a
perfonne qui ne puiffe efpérer une
femblable félicité , s'il veut vivre
comme moi : car enfin , je ne fuis ni
un Saint , ni un Ange ; je fuis un
homme , & le ferviteur d'un Dieu , à
qui la vie réglée eft fi agréable qu'il
récompenfe dès ce monde ceux qui la
pratiquent.

Si tous ceux qui fe retirent dans les
Monaftéres , pour y mener une vie
pénitente , une vie d'oraifon , une vie
contemplative , ajoutoient à toutes
leurs vertus la prudence de diminuer
eux-mêmes leur portion , ils auroient

encore plus de mérite & deviendroient
plus vénérables.

Ils feroient confidérés comme des
Saints, par la longueur de leurs auſté-
rités, & feroient honorés comme ces
vieux Patriarches & ces anciens Her-
mites, qui obſervoient une continuelle fobriété & vivoient ſi long-
tems. Ils obtiendroient peut-être aſſez
de graces à ſix-vingt ans, pour faire
des miracles qu'ils ne peuvent opérer,
faute d'une perfection à laquelle ils
n'ont pu atteindre avant ce tems-là;
& outre cette prérogative, qui eſt
une marque preſqu'infaillible de pré-
deſtination, ils feroient toujours en
bonne fanté; ce qui ſe trouve auſſi
rarement dans la vieilleſſe des Moines
les plus pieux, que dans celle de la
plûpart des ſages mondains.

Plufieurs de ces bons Religieux

croyent que Dieu attache exprès des infirmités à la vieilleſſe, pour tenir lieu de pénitence des péchés commis dans le jeune âge. C'eſt une erreur à mon ſens ; je ne puis croire que Dieu qui aime l'homme, ſe plaiſe à le voir dans la ſouffrance. Nos maux ſont l'ouvrage du Démon & du péché, & non pas celui d'un Dieu, qui eſt notre Père & notre Créateur ; il deſire que l'homme ſoit heureux en ce monde & en l'autre ; ſes commandemens ne tendent qu'à cela, & la tempérance ne ſeroit pas une vertu, ſi les avantages qu'elle nous procure, en nous préſervant des maladies, étoient oppoſés aux deſſeins de Dieu dans notre vieilleſſe. Enfin, ſi tous les vrais dévôts étoient ſobres, la Chrétienté ſeroit remplie de Saints, comme dans la primitive Égliſe, & en auroit encore davantage.

parce

parce qu'il y a plus de Chrétiens à présent qu'il n'y en avoit en ce tems-là. Combien de vénérables Religieux édifieroient par leurs prédications & par leurs bons exemples ? Combien de pécheurs recevroient de graces par leurs intercessions ? Combien de bénédictions se répandroient sur la terre ? Ces bons Moines , en suivant les maximes que je professe , ne devroient pas avoir peur de contrevenir à celles de leur Institution. Il n'y en a point qui ne permette l'usage du pain , du vin & des œufs ; quelques-unes même permettent de manger de la viande ; on y sert , outre ces choses , des légumes , des salades , des fruits , des gâteaux , qui quelquefois sont des alimens nuisibles à certains estomacs ; parce qu'on leur présente ces mets au réfectoire , ils croiroient peut-

être ne pas bien obferver leur règle ;
s'ils s'en abftenoient ; cependant ils
feroient beaucoup mieux, fi, à trente
ans paffés, ils quittoient cette nourriture, & fe contentoient de pain, de
vin, de potages & d'œufs, qui font
les meilleurs alimens que puiffe prendre un corps délicat. Cette nourriture
feroit encore plus agréable que celle
des anciens Pères du Défert, qui ne
buvoient que de l'eau pure ; qui mangeoient feulement des fruits fauvages,
des herbes & des racines crues, & qui
ne laiffoient pas de vivre long - tenis
fans infirmité. Nos Anachorettes trou-
veroient ainfi le chemin du Ciel plus
facile que ceux de la Thébaïde, & ne
laifferoient pas de faire, par ce régime, une efpèce de pénitence qui leur
feroit méritoire.

Je finis en difant que la grande vieilleſſe pouvant être ſi utile & ſi agréable aux hommes, j'aurois manqué de charité ſi je n'avois pris ſoin de leur apprendre par quel moyen ils peuvent prolonger leurs jours. Je n'ai point eu d'autre motif en écrivant ſur cette matière, que celui de les engager à pratiquer toute leur vie une vertu qui les fera parvenir, comme moi, à une heureuſe vieilleſſe, dans laquelle je ne diſcontinuerai point de m'écrier : « Vi- » vez, vivez long-tems, afin de ſervir » Dieu, & de mériter la gloire qu'il » prépare à ſes Élus.

Qui abſtinens eſt, adjiciet vitam.
Eccleſ.

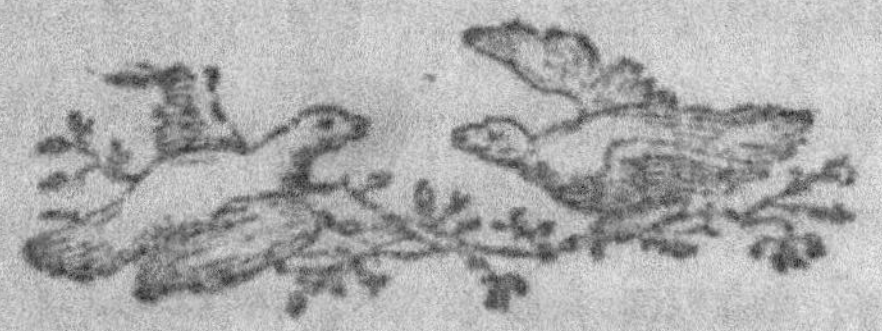

LETTRE

D'une Religieuse de Padoue, Petite-Nièce de LOUIS CORNARO.

Louis Cornaro fut privé, par la mauvaise conduite de quelques-uns de ses parens, de la qualité de Noble Vénitien qu'il possédoit, & qu'il méritoit par ses vertus & par sa naissance. Il ne fut pas banni de son pays ; il étoit libre de demeurer à Venise, s'il eût voulu ; mais se voyant exclus de tous les emplois de la République, il préféra un autre séjour & fit de Padoue le lieu de sa résidence.

Il se maria à Udine, ville de Frioul. Sa femme étoit de la famille des Spilemberg, & se nommoit Véronique. Elle fut

long-tems stérile, & comme il souhaitoit
ardemment avoir des enfans, il ne né-
gligea rien pour se procurer cette consolation. Enfin, après bien des vœux, des
prières & des remèdes, son épouse devint
grosse, & mit heureusement au monde
une fille qui fut nommée Claire, à cause
de la dévotion qu'ils avoient l'un & l'autre à Saint François.

Cette fille fut unique, & eut pour
époux Jean Cornaro, fils de Fantin, de
la famille de ce nom, que l'on distingue
par le surnom de Cornaro dell'Episcopia.
C'étoit une Maison fort puissante avant
la perte que fit la Chrétienté du Royaume
de Chypre, où cette famille avoit des
biens considérables.

Claire eut onze enfans, nuit garçons
& trois filles. Ainsi Louis Cornaro eut
le plaisir de se voir renaître, comme
par miracle, dans un grand nombre de

successeurs : car bien qu'il fût fort âgé
lorsque Claire vint au monde, il ne laissa
pas de la voir fort vieille, & de connoître ses descendans jusqu'à la troisième
génération.

Cornaro étoit homme d'esprit, de
mérite & de courage. Il aima la gloire, &
fut naturellement libéral, sans pourtant
être prodigue. Sa jeunesse fut infirme ; il
étoit fort bilieux & fort prompt ; mais
lorsqu'il connut le tort que lui faisoient
les vices de son tempérament, il résolut
de les corriger. Il eut assez de pouvoir
sur lui-même pour vaincre la colère &
les emportemens auxquels il étoit sujet.
Après cette glorieuse victoire, il devint
si modéré, si doux, si affable, qu'il ga-
gna l'estime & l'amitié de tous ceux qui
le connoissoient.

Il fut extraordinairement sobre ; il observa le régime dont il parle dans ses

écrits, & se nourrit toujours avec tant de sagesse & de précaution, que sentant diminuer peu-à-peu la chaleur naturelle en vieillissant, il diminua aussi peu-à-peu la quantité de ses alimens, jusqu'à ne prendre à chaque repas qu'un jaune-d'œuf, encore en faisoit-il d deux fois sur la fin de sa vie.

Par ce moyen il se conserva sain & même vigoureux jusqu'à plus de cent ans. Son esprit ne diminua point ; il n'eut jamais besoin de lunettes ; il ne devint point sourd.

Et ce qui n'est pas moins véritable que difficile à croire, sa voix se conserva si forte & si harmonieuse, que sur la fin de ses jours il chantoit avec autant de force & d'agrément qu'il faisoit à vingt ans.

Il avoit prévu qu'il iroit loin sans in-firmité, & ne s'étoit pas trompé. Lors-

qu'il sentit que sa dernière heure appro-
choit, il se disposa à quitter la vie avec
la piété d'un Chrétien & le courage d'un
Philosophe. Il fit son testament & mit ordre à ses affaires, après quoi il reçut les
derniers Sacremens, & attendit tranqui-
lement la mort dans un fauteuil. Enfin,
on peut dire qu'étant en bonne santé, ne
souffrant aucune douleur, ayant même
l'esprit & l'œil fort gais, il lui survint
un petit évanouissement qui lui tint lieu
d'agonie, & lui fit pousser le dernier sou-
pir. Il mourut à Padoue le 26 Avril
1566, & fut mis en terre le 8 Mai
suivant.

Sa femme mourut quelques années
après lui. Sa vie fut longue, & sa vieillesse aussi heureuse que celle de son époux.
Il n'y eut que ses derniers jours qui ne
furent pas tout-à-fait semblables ; elle
fut attaquée quelque tems avant sa mort

d'une langueur qui la conduisit au tombeau. Elle rendit l'âme une nuit dans
son lit sans aucuns mouvemens convul-
sifs, & avec une tranquillité si parfaite,
qu'elle sortit de la vie sans qu'on s'en
apperçût.

Voilà tout ce que je puis dire de ces
Centenaires, sur l'idée qui m'en reste
pour en avoir ouï parler autrefois à feu
mon père, à quelques amis de Louis Cornaro, qui ayant vécu si long-tems d'une
manière si extraordinare, mérite de ne
pas mourir si-tôt dans la mémoire des
hommes.

Voici des autorités tirées de l'Histoire de M. de Thou, & des Dialo-
gues de Cadran, sur les moyens de
prolonger la santé, que l'on a traduits
en François, & que l'on a cru devoir
mettre ici pour servir de preuves de
ce qui est contenu dans cet Ouvrage.

M v

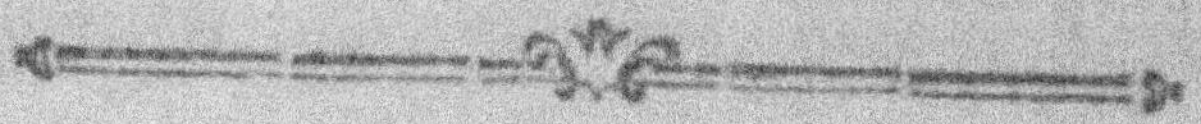

EXTRAIT

Du trente - huitième Livre des Histoires de M. le Président de Thou, sur l'an 1566.

LOUIS CORNARO a été un rare & mémorable exemple d'une longue vie : car il vécut plus de cent ans sain de corps & d'esprit. Il étoit d'une des plus illustres Maisons de Venise ; (1) mais à cause du défaut de sa naissance il fut exclus des honneurs & de l'administration de la République. Il épousa à Udine, dans le Frioul, Véronique, de la Maison de Spilemberg ; & comme il avoit de grands biens, il

____

(1) Il fut enveloppé dans la disgrace de quelques-uns de ses parens.

mit tout en ufage pour en avoir des enfans. Enfin, par les vœux qu'il fit & par l'aide des Médecins, il furmonta la froideur de fa femme, qu'il aimoit uniquement, & qui étoit déja avancée en âge. Lorfqu'il s'y attendoit le moins, il en eut une fille qui fut mariée à Jean, fils de Fantin Cornaro, de la riche Maifon de Cornaro de Chypre, & en vit une grande poftérité : car Jean eut de Claire (c'eft le nom de cette fille) huit garçons & trois filles.

Au refte, Louis Cornaro corrigea, par fa fobriété & par fon régime de vivre, les infirmités contractées par l'intempérance de fa jeuneffe, & modéra par la force de fa raifon, la facilité qu'il avoit à fe mettre en colère. De forte qu'il fut en fa vieilleffe d'une aaffi bonne conftitution de corps, &

M vj

d'un esprit aussi doux & modéré qu'il avoit été infirme & prompt à se fâcher dans la fleur de son âge. Il composa à ce sujet des Livres, étant déja vieux, dans lesquels il parle du déréglement de sa première vie, de sa réformation, & se flatte de vivre longtems. En effet, il ne fut pas trompé, car il mourut sans douleur & d'une mort douce, âgé de plus de cent ans, à Padoue, où il avoit choisi son séjour. Sa femme, qui n'étoit guères moins âgée que lui, lui survécut, & mourut aussi quelque tems après d'une mort paisible. Ils furent l'un & l'autre enterrés dans l'Église de S. - Antoine, sans aucune pompe, ainsi qu'ils l'avoient ordonné par leur testament.

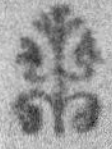

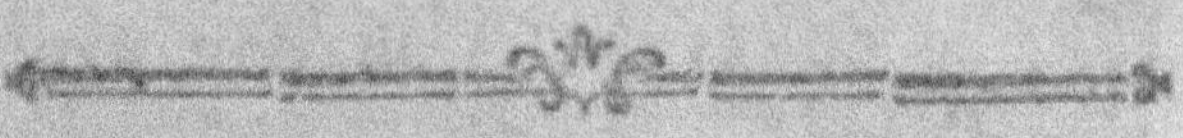

DIALOGUE
DE CARDAN,

Entre un Philosophe, un Citoyen
& un Hermite, sur la manière
de prolonger la vie, & de
conserver la santé.

L'HERMITE.

COMME il se trouve dans les alimens solides, & même dans la boisson, plusieurs choses dignes de notre attention : sçavoir, leurs qualités naturelles, & celles qu'elles emportent de l'assaisonnement ; l'ordre même & le tems dans lequel nous nous en servons, sans parler de la quantité de ces mêmes alimens & de celles de la boisson : ce n'est pas sans raison qu'on s'est avisé de demander à laquelle de ces choses on doit avoir plus d'égard.

Quelques-uns se sont déclarés pour la quantité, soutenant qu'elle a en effet beaucoup plus de part que toute autre chose, à la conservation de la santé, & à l'entretien de la vie.

Le fameux Louis Cornaro, noble Vénitien, est de ce sentiment. Il a traité cette matiere à l'âge de quatre-vingt ans, jouissant encore d'une parfaite santé de corps & d'esprit. Ce vénérable vieillard fut attaqué à l'âge de trente-six ans, d'une maladie si violente qu'il en pensa mourir ; il observa depuis ce tems-là de prendre une même quantité d'alimens à chaque repas ; & quoiqu'il n'ait pas été exempt d'une infinité de fatigues, & de mauvaises affaires qui furent cause de la mort de son frère, l'exactitude de son

régime le conserva toujours en santé
avec une entière liberté d'esprit. A
l'âge de soixante-dix ans un carrosse,
dans lequel il voyageoit, versa ; il fut
long-tems traîné, & fut blessé à une
jambe, à un bras & en plusieurs endroits
de la tête. Les Médecins en désespérè-
rent, & voulurent employer beaucoup de remèdes. Il nous dit dans ses
écrits, qu'assuré de l'égalité de ses
humeurs, il ne désespéra jamais de sa
vie ; qu'il rejetta tous les secours de la
médecine, & qu'il fut bientôt guéri.
Neuf ans après, ayant presqu'atteint
l'âge de quatre-vingt ans, ses amis,
& même quelques Médecins, le priè-
rent d'ajouter deux onces de nourriture à ce qu'il prenoit ordinairement.
Dix ou douze jours après il tomba
malade ; les Médecins en désespérè-
rent, & lui-même appréhenda beau-

coup ; cependant il recouvra la santé, mais avec assez de difficulté. Ce même Auteur ajoute qu'étant âgé de quatre-vingt-trois ans, il voyoit & entendoit parfaitement : que sa voix étoit encore belle ; qu'il chantoit quelquefois avec plusieurs petits - fils qu'il avoit ; qu'il alloit à cheval & marchoit assez bien à pied, & qu'à l'exemple d'un Ancien, il composa une Comédie qui eut de l'applaudissement. Ce sage vieillard a donc cru que l'exacte & petite quantité d'alimens contribuoit plus que toute autre chose à conserver la santé : car il ne parle point du choix des alimens. J'avois coutume, dit-il, de prendre en tout douze onces de nourriture solide, y compris la viande & un jaune d'œuf, & quatorze onces de boisson. Il est fâcheux qu'il ne nous ait pas précisément marqué s'il prenoit cette quantité une ou deux fois par jour : cependant comme il nous assure qu'il mangeoit très-peu, il semble que cela doive s'entendre d'une seule fois par jour.

Le célèbre Jurisconsulte Panigarole, qui a vécu plus de soixante-dix ans, quoique d'un tempérament très-foible, ne prenoit jamais chaque jour que vingt-huit onces de nourriture, ce qui revient à peu près à la même chose.

J'ai connu encore fort particulièrement une personne qui ne prenoit tous les jours, pour toute nourriture, que trente-six onces pesant : il est vrai qu'environ tous les quinze jours elle se purgeoit avec de la casse, ou quelques autres drogues. Elle a vécu plus de quatre-vingt-dix ans ; & moi qui vous parle, voyez quelle est ma santé,

quoique je fois âgé de plus de cent
ans.

Il femble donc que Cornaro ait
voulu nous ôter la connoiffance parfaite de fon régime, & fe contenter de
nous apprendre qu'il en avoit trouvé
un merveilleux, puifqu'il ne nous a
point marqué s'il prenoit cette quantité une ou deux fois par jour, ni
même s'il changeoit d'alimens, &
qu'il a parlé fur ce fujet d'une manière
encore plus obfcure qu'Hypocrate.

Cependant on doit conjecturer
qu'il ne prenoit cette quantité de nour-
ture qu'une fois par jour, & qu'il y
apportoit quelque variété, puifque
s'il en prenoit quelquefois davantage,
il régloit ce qui excédoit fur le poids
d'un raifin ou d'une figue.

Il y a encore lieu de s'étonner que
fa boiffon excédât fes alimens folides,

d'autant plus que ce qu'il mangeoit n'étoit pas également nourriſſant, puiſqu'il y avoit des jaunes d'œufs & de la viande. En vérité, il me paroît plutôt parler en Philoſophe qu'en Médecin.

Si Cardan avoit lu les quatre Traités de la Sobriété que nous rapportons, il auroit jugé plus ſainement des écrits de Cornaro.

F I N.

MOYENS *sûrs & faciles de remédier promptement aux différens accidens qui menacent la vie, & à une foule d'incommodités dont on est journellement attaqué.*

A.

ABEILLES. Lorsqu'on se sent avoir été piqué d'une Abeille, il faut commencer par retirer l'aiguillon de l'insecte, bassiner la plaie avec de l'eau simple, tremper un linge dans une décoction tiéde de fleurs de sureau, dans laquelle on aura délayé un peu de thériaque, ou, aussi-tôt après avoir retiré l'aiguillon, on préviendra la douleur & l'enflure, en se frottant avec de l'huile.

Aigreurs d'estomach. Il faut avaler le matin & le soir pendant plusieurs jours un bol fait avec un demi gros de la poudre d'écrevisse, composée d'un scrupule de corail rouge préparé, & une suffisante quantité de sirop de corail. Rien n'est meilleur encore

que la magnéfie blanche, ou la poudre de
fantinelli, à la dofe d'une demi-once, dans
un verre d'une légère infufion de mélifle.

Alimens tombés dans la trachée-artere. S'il
eft tombé dans ce canal quelque aliment,
il furvient dans le moment une toux violente, accompagnée d'une douleur aigue ;
& l'on peut périr dans cet état fi l'on n'eft
promptement fecouru. Les fecours dans ce
cas confiftent à frapper fréquemment fur
l'epine du dos, & à promener la barbe d'une
plume dans la gorge, pour provoquer le
vomiffement, & à faire éternuer, en fouf-
flant fortement dans les narines du tabac
ou du poivre blanc.

*Aphtes, ou petits ulcères qui viennent à la
bouche.* Lorfqu'ils excitent de la douleur,
il faut les baffiner fouvent avec le lair dans
lequel on aura fait bouillir des figues graf-
fes, ou avec une décoction d'herbes émol-
lientes, comme la mauve & la guimauve.
Quand la douleur fera diminuée, on les
baffinera avec une décoction d'aigremoine,
mêlée d'un peu de miel rofat.

Araignée. Quand on en a été mordu, il

faut laver la partie avec l'alkali volatil de corne de cerf, ou avec de l'eau de luce, & avale le soir un demi-gros de thériaque. Si l'on a avalé une Araignée, ou si l'on a bu quelque liqueur dans laquelle cet insecte est tombé, il faut prendre deux grains d'émétique dans un verre d'eau tiéde, & après l'effet de l'émétique, on avalera huit gouttes d'eau de luce dans un septier d'eau tiéde.

Ardeurs d'urine. Il faut éviter les alimens liquides & solides, qui sont âcres & échauffans, & faire usage d'une boisson rafraîchissante, dans laquelle on aura fait bouillir de la graine de lin.

Arsenic. Pour arrêter l'action d'un poison aussi terrible, faites prendre promptement & en très-grande quantité, à celui qui est empoisonné, des torrens d'eau tiéde ou du lait, ensuite de l'huile d'amande douce par très grandes cuillerées, & souvent réitérées ; donnez plusieurs lavemens à l'eau de graine de lin ; tâchez d'exciter le vomissement du malade, en lui mettant les doigts dans la bouche ; ensuite il sera nécessaire que le malade ne prenne que du lait pour

toute nourriture pendant six semaines. Si
la gorge & la bouche restent enflammées,
on fera un gargarisme de miel rosat & de
syrop de limon Il faudra néanmoins con-
sulter quelques personnes de l'Art, pour
parvenir aux moyens que certaines circons-
tances exigeront, tels que la saignée, si le
pouls est fort, &c.

BLESSURES. *Voyez* les articles, Brûlu-
res, Coupures, Écorchures, Morsures,
Piqûres, Playes.

Bourdonnement des oreilles. Pour faire
cesser ce bourdonnement, introduisez dans
l'oreille un coton imbibé d'huile d'aman-
des amères, ou d'huile de lys, ou d'eau-
de-vie coupée avec de l'eau commune ; il
suffit quelquefois d'exposer l'oreille à la vapeur de l'eau un peu chaude.

Boutons. Quand les femmes ont un bouton au visage, elles appliquent dessus une
mouche, ce que l'on ne peut appercevoir.
Pour le faire disparoître plutôt, il suffit de
la frotter le matin avec de la salive, avant
d'avoir pris aucun aliment ; cependant,

lorsqu'il est mûr , on peut couper le sommet avec des ciseaux , afin de procurer l'issue de la matière purulente , & hâter le desséchement. Pour arrêter le bouton dans sa naissance , il suffit d'appliquer dessus une croûte de pain grillée , & la plus chaude possible. Mais si les boutons sont multipliés , ils ne sont dus alors qu'au défaut de la lymphe , & il faut avoir recours aux procédés de lait.

Brûlure. Lorsqu'elle est considérable on battra un blanc d'œuf avec deux cuillerées d'huile ; on appliquera ce mélange sur la brûlure. Nous n'indiquons que ce remède, ayant l'avantage de pouvoir être préparé par-tout. Ses succès multipliés ôtent tout doute sur sa bonté.

CHAMPIGNONS. Il est très-important de sçavoir distinguer les bons champignons des mauvais ; les premiers sont d'une moyenne grosseur, à-peu-près comme celle d'une noix ; ils sont charnus , pesants , blancs en dessus , rougeâtres en dessous , ils ont une consistance ferme , cassante ,

moëlleufe en dedans : mais ceux qui ont
les qualités contraires ont l'odeur défa-
gréable, leur pulpe intérieure devient li-
vide, lorfqu'elle eft frappée par l'air. Pour
fçavoir fi les champignons font bons à manger, mettez un oignon blanc cuire avec ; fi
l'oignon refte blanc, les champignons font
bons ; s'il devient noir, les champignons
fon mauvais, & il faut les jetter. (On peut
faire la même épreuve fur les *Moules*). Ceux
qui ont mangé des champignons vénéneux
reffentent des douleurs vives d'eftomach,
ils ont un vomiffement difficile & doulou-
reux, avec une foif inextinguible, des douleurs d'entrailles, des tranchées cruelles,
un grand mal de tête, le vifage allumé, le
ventre enflé, les déjections abondantes, le
pouls gros & plein, enfuite ferré, fuivi de
fueurs froides ; des foibleffes, des convul-
fions font ordinairement les fymptômes
précurfeurs de la mort : il n'y a pas de tems
à perdre, il faut faire vomir abondamment
avec une chopine d'eau tiéde, dans laquelle
on aura jetté fix grains d'émétique. On
donnera enfuite plufieurs lavemens à l'eau

simple ; on fera boire largement de l'eau
tiéde, dans laquelle on aura délayé du syrop
de limon , ou même mieux , du syrop de
vinaigre , jusqu'à agréable acidité. Si les
symptômes sont menaçans , on fera prendre l'esprit de sel marin , à la dose de huit
à dix gouttes, dans un verre d'eau tiéde, &
l'on réitérera cette dose plusieurs fois : on
frottera ensuite le ventre avec l'huile d'a-
mandes douces ; on appliquera dessus des
cataplasmes émolliens, faits avec de la mie
de pain & du lait. C'est une méthode très-
louable , avant d'employer les champignons , de les faire bouillir dans une première eau avec une certaine quantité de
vinaigre.

Chenille. Cet insecte cause une petite
érésipelle à la peau , sur laquelle il a ram-
pé ; il suffit de la bassiner avec une décoction de fleurs de sureau.

Chien enragé. Le chien menacé de la rage
est abattu ; il ne mange point , il ne boit
point ; il est comme aveugle , & va se
heurter contre la muraille ; il a la queue
entre les pattes , & ne reconnoît point son

maître; il n'aboie plus, & court après les autres animaux, mais sans les mordre, & une humeur jaunâtre sort de sa gueule en petite quantité; & enfin, il entre en furie par la présence de quelques liquides. Lorsqu'on est mordu par quelqu'animal que l'on soupçonne être enragé, le symptôme le plus sûr est l'hydrophobie, ou l'horreur de l'eau. Les précautions consistent à scarifier la partie mordue, à se faire saigner du bras, à prendre des bains pendant plusieurs jours, à se faire des frictions avec le mercure sur les extrémités inférieures jusqu'à exciter la salivation, à boire quelques liqueurs aigrelettes, & à observer un régime humectant & relâchant. Quoiqu'on tienne la conduite que nous prescrivons, on ne doit pas négliger d'appeller promptement quelques personnes de l'Art pour diriger l'administration des premiers remèdes.

Chûte. Lorsqu'on a fait une chûte considérable, suivi d'engourdissement ou de perte de connoissance, ou d'hémorrhagie, il faut commencer par saigner, & éviter d'agiter & de secouer le malade : ensuite

on fera des fomentations sur la partie af-
fligée, avec des linges ou flanelle trempés
dans de l'eau & du vin chaud. Quand les
grands accidens auront cessés, on prendra
pour boisson une légere infusion de vulné-
raire Suisse.

Chûte de la luette. Lorsque la luette est
tombée, on la fait remonter en la touchant avec du poivre, qu'on porte jusqu'à
elle, sur le manche d'une cuiller à bouche;
ou en soufflant dessus, avec un chalumeau,
de la graine d'aneth pulvérisée. Si ces re-
medes étoient insuffisans, prenez un scrupule de noix de galle, autant d'alun, autant de poivre, pulvérisés & mêlés avec un
blanc d'œuf; ensuite, trois ou quatre fois
par jour, vous tremperez dans ce mélange
le bout d'un petit bâton garni de linge, &
vous en toucherez la luette, elle ne tardera
pas à reprendre sa situation naturelle.

Clou. Lorsque les douleurs sont vives, il
est nécessaire de faire une saignée, sinon,
on se contentera d'observer un certain régime, de n'user d'aucune nourriture liquide
ou solide, qui soit capable d'échauffer. On

appliquera sur le mal un cataplasme de lait, de mie de pain & de jaune d'œuf ; ensuite, pour amener à suppuration , on appliquera un onguent fait avec l'oseille cuite dans du sain-doux ; la suppuration établie , on ouvrira la tumeur pour en faire sortir le bourbillon ; on pansera l'ulcère avec le baume d'arcéus , auquel on mêlera l'huile de mille-pertuis.

Colique. Lorsqu'on est attaqué d'une colique , quelle qu'en soit la cause , pour arrêter les progrès du mal , on fera boire une grande quantité d'eau tiéde ; on administrera des lavemens avec une forte décoction de graine de lin , on mettra des serviettes chaudes sur le ventre , & on appliquera des cataplasmes émolliens. Nous donnons comme remède certain & éprouvé cette recette. Prenez deux cuillerées de bonne huile , autant d'eau-de-vie , un casson de sucre ; faites fondre & délayer le tout que vous avalerez. La douleur cesse quelques instans après.

Contusion. Lorsqu'elle est considérable ,

enveloppez la partie meurtrie avec un linge trempé dans du vinaigre & de l'eau tiéde ; changez ce linge toutes les trois heures le premier jour ; prenez pour portion une infusion faite avec des vulnéraires ; ajoutez une once de syrop de grande consoude.

Corps arrêtés entre la bouche & l'estomac. Quand un corps étranger est un peu avancé dans la bouche, on peut le retirer avec les doigts. Pour opérer facilement, on place le malade sur un fauteuil, la tête panchée ; on lui met entre les dents molaires un morceau de liége pour tenir la bouche ouverte, & avec la main gauche, on appuie sur la langue le manche d'une cuiller, tandis qu'on introduit la droite au fond du gosier. Si le corps est trop avancé, il est salutaire d'exciter le vomissement par quatre grains d'émétique dans un verre d'eau tiéde ; les efforts que le malade fera en vomissant, suffiront pour le chasser. Si le corps engagé dans l'œsophage, est de nature à pouvoir tomber dans l'estomach sans risque, comme les alimens, après avoir placé le malade comme nous avons dit, avec un poireau ou une bougie huilée & un peu échauffée, on le pouſſera pour le faire tomber.

Cors au pieds. Le moyen le plus ſûr eſt de les tremper ſouvent dans l'eau tiéde, de les amollir & en couper la ſuperficie avec un canif, & éviter ſur-tout de les faire ſaigner. On appliquera aprés cette opération une feuille de pourpier, de lierre, ou de jonbarbe trempée dans du vinaigre (cette dernière eſt préférable): il faut outre cela frotter le cor chaque matin avec l'une de ces feuilles écraſées. On ne peut trop recommander de ne jamais faire uſage de ces remèdes qui ſe vendent dans les rues.

Coup. Voyez le mot *Chûte.*

Coup de ſang. Le coup de ſang eſt cette apoplexie foudroyante, qui tue dans la minute; cependant le mal peut être moins violent, & il faut eſſayer de conferver la vie au malade avec la plus grande célérité. On lui découvrira la tête, on deſſerrera le col & les vêtemens, on lui liera fortement les cuiſſes fous le jarret; on le placera au milieu d'un air frais, de façon qu'il ait des pieds pendant; on lui soufflera dans les narines du tabac, ou on lui fera respirer des liqueurs les plus spiritueuses; on s'efforcera de ranimer la nature, en lui faisant éprouver quelques douleurs. On lui donnera un lavement avec quatre onces de vin émétique trouble; il sera bon de tirer quelques gouttes de sang, en lui faisant une légère incision, en usant de précaution.

Coup de Soleil. Les signes qui le caractérisent, sont un violent mal de tête, les yeux rouges & secs; la peau chaude & aride, une grosse fièvre, des étourdissemens & un assoupissement. Il faut faire une saignée au pied, mettre le jambes dans l'eau tiéde, prendre plusieurs lavemens, émolliens: beaucoup se rafraîchir, & mettre sur la tête des serviettes trempées dans l'eau froide. Une feuille de papier sur le chapeau, brise avantageusement les rayons du Soleil.

Coupure. Il faut la laisser saigner quelques instans; ne jamais mettre dessus de tabac ou autre corps âcre ; il suffit , pour opérer la guérison , de mettre dessus un morceau de toile cirée , qu'il sera facile de faire en plongeant un morceau de linge dans un mélange de cire blanche , fondue avec un peu d'huile qu'on laisse un peu sécher.

DARTRES *farineuses*. Pour vous guérir , observez un régime rafraîchissant pendant huit jours , & prenez la tisanne suivante ; faites bouillir une once & demie de racine de patience sauvage , mondée & coupée par morceaux , dans trois chopines d'eau , que vous réduirez à une pinte ; faites infuser deux gros de réglisse effilée , passez & ajoutez deux gros de sel de glauber , buvez-en quatre verres tièdes par jour : après le tems indiqué , il faudra se purger dès le commencement , & frotter la dartre avec une décoction de fleurs de guimauve. Il faut observer de ne rien appliquer qui soit adstringent , & se méfier de tous gens à secret , qui promettent prompte guérison.

Voyez pour cette maladie , le Traité de la Douce-amère de M. *Carrère* , qui se trouve chez *Cailleau.* N v

ECHARDES. Il faut les retirer sur le champ, tenir la partie dans un bain d'eau tiéde, & appliquer dessus un morceau de taffetas d'Angleterre. Si le corps est trop enfoncé, il faut faire faire une légère incision, afin de donner issue; & pour éviter l'inflammation, il est nécessaire d'exposer l'objet malade à la vapeur de l'eau chaude & d'appliquer dessus un cataplasme émollient; pour hâter la suppuration, on applique l'onguent de la mere; l'abscès formé, on l'ouvre avec un bistoury, le corps étranger sort, & on panse la plaie avec la charpie chargée de baume d'arcéus & d'un peu d'huile de mille-pertuis.

Echauboulures. Il faut faire usage de bouillons rafraîchissans, &c. se purger ensuite avec deux onces de manne, une once d'électuaire lénitif, deux gros de sel d'epsom dans un verre de décoction de chicorée sauvage. On lavera les pustules avec de l'eau de sureau; mais si elles étoient considérables, il est bon d'avoir recours à la saignée avant de commencer.

Écorchure. On se guérira facilement en appliquant sur l'endroit un linge couvert d'huile, ou d'un peu d'onguent *populeum*.

Engelures. Les moyens les plus efficaces pour les détruire, sont de se laver les pieds & les mains dans de l'eau très-froide ou prête à se glacer; mais si ce moyen étoit trop actif, on les trempera dans une décoction résolutive tiéde, faite avec de la pelure de raves, à laquelle on ajoutera un seizième de vinaigre; si les engelures sont ouvertes, on appliquera un quart d'huile de rose, mêlé avec du blanc-rasis.

Enrouement. Pour le faire cesser, il ne faut que respirer par la bouche la vapeur de l'eau tiéde ou du lait chaud, & se gargariser.

Envies. Il faut avoir soin de les couper avec des ciseaux, & de ne jamais les arracher, il pourroit en résulter un panaris. Si une envie arrachée donnoit lieu à une légère inflammation, on la fera cesser, en exposant le doigt à la vapeur de l'eau bouillante.

N vj

Esquinancie. Une cuillerée de poivre blanc moulu, autant de sucre rapé, & une quantité suffisante d'eau-de-vie pour délayer ces deux substances. On fait un peu chauffer le tout en remuant ; & après l'avoir mis entre deux linges, on l'applique sur le col, on renouvelle ce topique jusqu'à la guérison qui est très-prompte, sans même faire usage des saignées.

Evanouissement. Lorsqu'une personne s'évanouit, il faut relâcher ses vêtemens, & lui jetter des gouttes d'eau froide sur le visage ; on lui soufflra dans les narines de la fumée de tabac. Si ces moyens étoient inutiles, on secoueroit le malade, & on l'irriteroit par des impressions douloureuses.

Foulures et Entorses. Dans le moment de l'accident, plongez la partie dans l'eau froide, & laissez-l'y quelques instans ; ce remède est inutile quand il n'est pas fait sur le champ. Appliquez sur la partie une compresse trempée dans de l'eau &

du vinaigre. Il ne faudra faire aucun mouvement avec la partie foulée, qu'on aura soin de tenir enveloppée.

GERSURES. Pour les guérir, il faut se laver avec du vin chaud, & appliquer dessus du miel rosat.

HALES. Espèces de taches qui surviennent à la peau, causées par la chaleur du Soleil; on les fait disparoître en se lavant avec le savon d'Alicante, dissous dans l'eau, ou en se frottant avec l'esprit de citron, ou avec la pâte d'amande amère.

Hoquet. Boire une cuillerée du vinaigre. Lorsqu'il est violent, il suffit d'exciter l'éternuement avec le tabac; s'il devenoit plus fort, il faudra avaler quelques gouttes d'huile de canelle.

INDIGESTION. Les personnes qui en sont attaquées, doivent boire abondamment du thé léger & bien chaud, prendre coup sur coup plusieurs lavemens; & si le vomissement ne vient pas, le provoquer en avalant quatre grains d'émétique dans un grand verre d'eau tiéde, & boire encore beaucoup par-dessus ; il faut avoir soin de ne rien prendre qui échauffe, faute qui arrive très-souvent, & qui peut avoir des suites funestes.

Langue chargée. Ceux qui ont la langue chargée, doivent observer un peu de diete, & prendre des bouillons de chicorée sauvage, & il est bon chaque jour de se rincer la bouche avec un mêlange d'eau & d'eau-de-vie.

Lassitudes & Inquiétudes. On guérit l'une & l'autre, quand elles ne proviennent d'aucun travail forcé, en buvant beaucoup de petit lait, en se faisant faire des frictions sur tout le corps avec des linges chauds, observant de ne vivre que d'alimens doux & humectans.

Mal de dents. Quand une dent est cariée, il faut l'arracher ; mais pour calmer la douleur qu'elle cause, on trempera un peu de coton dans l'essence de gérosle, que l'on introduira dans le trou que la carie a produit. On appliquera sur la tempe une emplâtre composée de farine de blanc d'œuf, d'eau-de-vie & de mastic.

Médecines ordinaires. Faites une décoction avec les feuilles de chicorée sauvage, ensuite prenez deux gros de follicule de séné, deux gros de sel de glauber, un demi-gros de rhubarbe concassée; versez par-dessus un verre de la décoction toute bouillante, & laissez infuser quelque tems; coulez l'infusion, délayez-y deux onces de manne, & passez.

Autre. Faites fondre deux onces de manne dans un verre d'une décoction de chicorée sauvage; passez-la, & délayez-y ensuite une once de catholicon double, ou d'électuaire lénitif.

Migraine, ou *mal de tête*. Pour en modérer les douleurs, on appliquera dessus le front & sur les tempes un linge trempé dans le suc de feuilles de lierre, mêlé d'un peu d'huile rosat.

Noyé. Lorsque la personne noyée est retirée de l'eau, il faut à l'instant la désha-

biller, la bien essuyer, & la tenir très-
chaudement, en l'enveloppant, soit dans
des couvertures ou des vêtemens, ou dans
un lit bien chaud.

On lui soufflera, par le moyen d'une ca-
nule ou autre instrument, de l'air chaud
dans la bouche en lui serrant les narines.

On lui introduira de la fumée de tabac
dans le fondement, en se servant de deux
pipes, dont le tuyau de l'une sera introduit,
avec précaution, dans le fondement, les
deux fournaux de pipe appuyés l'un sur
l'autre, & quelqu'un soufflant la fumée
par le moyen d'une seconde pipe. On peut
employer avec succès les lavemens de
tabac.

On agitera le corps de la personne, en
observant de ne la pas laisser longtems sur
le dos.

On lui chatouillera le dedans du nez &
la bouche avec une petite plume. On lui
soufflera dans le nez un peu de tabac.

On la frottera un peu rudement par tout
le corps avec la flanelle.

Si la personne tirée de l'eau donne quelques signes de vie, on lui donnera peu-à-peu de l'eau tiéde ; si cette eau passe, on lui donnera, de demi-heure en demi-heure, une demi-cuillerée d'eau-de-vie camphrée, animée d'un peu de sel amoniac.

On mettra en usage tous les secours ci-dessus pour les noyés, sans avoir égard au tems qu'ils ont été sous l'eau. Tous les signes de mort dans ce cas ne sont point certains. Il faut employer ce secours avec persévérance. Ce n'est quelquefois qu'après quatre à cinq heures qu'on a la satisfaction d'en voir l'efficacité.

ORILLONS (les) sont des tumeurs qui attaquent les deux grosses glandes, situées entre l'oreille & la máchoire ; il suffit pour les dissiper de se tenir la tête bien couverte, de boire une légère infusion de mélisse, de prendre quelques lavemens, & de se priver de tous alimens visqueux ; il faut éviter de donner de la bouillie aux enfans.

Orties. Les piquûres d'orties font naître des ampoules, & une démangeaison insupportable ; il ne faut point se gratter, mais baffiner avec du lait tiéde, mêlé à une forte décoction de cerfeuil, la partie offen-sée; au défaut, se servir de vinaigre mêlé d'un peu d'eau.

PANARIS, ou MAL D'AVENTURE. Il commence par une douleur sourde, que l'on reffent à l'axtrémité des doigts, avec un battement léger qui augmente, & qui est enfuite accompagné d'une grande chaleur & d'une douleur vive; le malade ne goûte aucun repos ni jour ni nuit: lorfqu'on fe craint menacé, il faut expofer le doigt pendant le plus de tems poffible à la vapeur de l'eau bouillante, ou le tremper dans une eau mêlée d'eau-de-vie un peu plus que chaude. On arrête fouvent ainfi le mal dans fon principe; mais s'il augmentoit, il faut hâter la fuppuration, en tenant le doigt enveloppé d'un cataplafme de mie de pain & de lait, ou d'un linge couvert d'on-guent de la mere. Lorfqu'on fentira un mouvement de fluctuation, pour procurer l'ouverture, on appliquer une emplâtre de diachilon gommé. Il eft important de ne pas laisser séjourner l'humeur ; alors on fera une légère incision , lorsqu'on soupçonnera que le pus sera formé , ce qui est indiqué par la blancheur de la peau. Lorsque l'ouverture est faite , on laisse sortir le pus , ensuite on remplit la plaie avec de la charpie chargée de baume d'arcéus , mêlé d'un peu d'huile de mille-pertuis , on leve cet apparell tous les jours , & on en remet un nouveau ; il faut observer un régime rafraichissant.

Plaie , ou *Contusion.* Le miel guérit en peu de tems toutes sortes de playes & de contusions. On l'étend sur un linge plié en quatre , & on l'applique sur la blessure , qu'il ne faut laver ni avec de l'eau ni avec du vin. Au bout de 4 à 5 heures on leve l'emplâtre , & on en met une semblable qu'on léve à pareille distance. On continue s'il est nécessaire. La plaie se referme dans 24 heures au moins.

Puanteur de la bouche. Pour la corriger , il faut se gargariser la bouche tous les matin avec des eaux spiritueuses , comme l'eau des Carmes , la lavande mêlée d'eau commune, se la nétoyer avec de la poudre très-fine de myrrhe, & un autre de romarin mêlées ensemble, & se la rincer avec de l'eau de fleur d'orange ; on remplit les dents cariées avec du coton, imbibé d'essence de canelle ou de gérofle, ou avec une petite boule de cire, dans laquelle on aura mis un grain d'ambre ou de musc.

RHUME DE CERVEAU. On fera usage pour boisson d'une légère eau d'orge ; on fera bouillir dans l'eau des graines de nielle, & on exposera les narines plusieurs fois le jour à la vapeur de cette décoction, ou jetter sur des charbons ardens du sucre en poudre.

SAIGNEMENT DE NEZ. On l'arrête en se lavant les narines avec de l'eau très-froide, & en y introduisant un peu de charpie trempée dans de l'eau & du vinaigre. Mettez aussi sous la langue un petit morceau du papier imbibé d'eau fraîche.

Somnambule. Pour guérir un somnambule, il faut que quelqu'un de confiance se glisse à son insçu dans sa chambre à cou-

cher, s'y cache armé de verges, & l'attaque au sortir de son lit, lorsqu'il se prépare à ouvrir les portes ou fenêtres, &
le réveille en le fouettant. Ce moyen ne
doit être employé que lorsque le somnambule ne peut être en danger; il seroit nuisible de le réveiller en pareil cas, & l'on
doit respecter son sommeil.

Autre moyen. Il consiste à placer à côté
du lit, à l'insçu du somnambule, un vais-
seau rempli d'eau froide, de façon qu'il ne
puisse en sortir sans le renverser sur lui. Les
personnes sujettes au somnambulisme, doivent manger peu le soir, ne se livrer après
souper à aucun travail d'esprit, & ne se
coucher que lorsque la digestion est faite.

Sueur des pieds. Il seroit dangereux de
la faire cesser : mais on peut la détourner
en portant des chaussons de toile cirée.

Taches de rousseur. Prenez un fiel
de chevre, mêlez-le avec de la farine de
pois jusqu'à consistance de bouillie, appli-
quez-en soir & matin; de plus, lavez-vous
tous les matins, trois heures après l'appli-

cation de ce remède, avec de l'eau, dans laquelle vous aurez fait bouillir de l'eau de froment.

Taches de la petite vérole. Prenez telle quantité de limaçons que vous voudrez, avec leurs coquilles, & pilez-les avec partie égale de sucre candi; frottez soir & matin les parties attaquées.

Taie. La taie est une tache de l'œil qui attaque la cornée; il suffit de laisser tomber sur l'œil quelques gouttes de sucre de mouron, fermer les paupières, & de les assujettir avec une compresse & des bandes.

VERRUES. On se gardera bien de les arracher, il faut les lier avec de la soie, que vous serrerez par dégrés; mêlez à deux tiers d'eau un tiers d'eau-forte, ensuite coupez avec des ciseaux la superficie de la verrue, entourez-la de cire, plongez la pointe d'une epingle dans ce mélange, & laissez tomber la goutelette sur la verrue; répétez cette opération. Ce remède doit être fait avec précaution; mais le moyen suivant est plus sûr: prenez des feuilles de

campanule , broyez-les , frottez-en les ver-
tues , & réitérez souvent cette opération.

Verdet , ou *verd de gris* . Voyez le mot
Arfenic.

Vipère. Le véritable remède contre la
morfure de ce reptile , eft l'eau de luce ;
il faut en faire avaler fix gouttes dans un
verre d'eau , en même tems en donner à
refpirer & en baffiner la plaie avec une
quantité de vin , dans laquelle on aura mis
de cette liqueur. A chaque demi-heure ,
on fait prendre par la bouche la même
dofe jufqu'à ce que le mal paroiffe fe ra-
lentir ; alors on diminue l'ufage de la po-
tion , & on ceffe de la baffiner. On ne peut
trop recommander de porter toujours avec
foi , fur-tout à la campagne , un flacon
d'eau de luce , pour en cas d'événemens ,
fe garantir des fuites funeftes qui réfulte-
roient , fi l'on étoit éloigné de ce fecours.

Vue trouble. Faites ufage de la poudre
fuivante : prenez de l'emphraife féchée, une
once ; deux gros de femence de fenouil ; de
macis & de noix mufcade , de chaque un
gros ; du fucre candi , une once ; mêlez le

tout ensemble pour quatre doses, que vous prendrez soir ou matin dans un verre de vin blanc.

Foiblesse de la vue. Prenez une infusion de fraise en guise de thé, & étuvez les yeux soir & matin avec le vin d'année, ou d'eau distillée d'ormin.

Nous ne sçaurions trop recommander d'être attentif à n'employer pour les yeux aucun reméde âcre, spiritueux ou caustique, tels que l'eau-de-vie, l'esprit de vin, &c. parce qu'il n'y a point de parties plus délicates, dont la conservation soit plus utile à la vie.

F I N.

Approbation de Monsieur BURLET, de l'Académie Royale des Sciences, & Médecin de la Faculté de Paris, du 18 Mars 1698.

*L*es Traités de Lessius & de Cornaro *sur la vie sobre & ses avantages*, sont deux petits Ouvrages des plus excellens en ce genre. On y trouve de beaux Préceptes du régime de vivre, fondés sur la raison & sur l'expérience pour la conservation de la santé jusqu'à une extrême vieillesse. La Tempérance, cette vertu si chrétienne, y est peinte avec des traits capables d'en inspirer l'amour à tous ceux qui ne sont point dominés par leurs sens.

9 782329 216201